卵巢恶性肿瘤诊疗
上海专家共识（2022年）

上海市卵巢癌研究协作组　组编

上海科学技术出版社

图书在版编目（ＣＩＰ）数据

卵巢恶性肿瘤诊疗上海专家共识. 2022年 / 上海市卵巢癌研究协作组组编. -- 上海 : 上海科学技术出版社, 2022.9
ISBN 978-7-5478-5820-2

Ⅰ. ①卵… Ⅱ. ①上… Ⅲ. ①卵巢癌－诊疗 Ⅳ. ①R737.31

中国版本图书馆CIP数据核字(2022)第153832号

卵巢恶性肿瘤诊疗上海专家共识（2022年）
上海市卵巢癌研究协作组　组编

上海世纪出版(集团)有限公司
上海 科 学 技 术 出 版 社　出版、发行
(上海市闵行区号景路 159 弄 A 座 9F - 10F)
邮政编码 201101　　www.sstp.cn
上海展强印刷有限公司印刷
开本 890×1240　1/32　印张 4
字数：81 千字
2022 年 9 月第 1 版　2022 年 9 月第 1 次印刷
ISBN 978 - 7 - 5478 - 5820 - 2/R·2575
定价：38.00 元

内容提要

卵巢恶性肿瘤涉及临床各科，医疗诊治尚可能存有不规范之处，进展相对缓慢。复旦大学附属肿瘤医院妇科肿瘤团队在上海申康医院发展中心和上海市科委等组织的支持下，组织本市多家三甲医院的妇科肿瘤专家，经过多轮协商讨论，参考国内外文献资料和临床实践制订了本专家共识，共涉及 4 类循证医学证据、34 条推荐意见及相应推荐等级。

本专家共识按防治流程分为五部分，各部分都列出了相关的循证证据分类、推荐意见和推荐等级，并给予重点解读和介绍，可供国内卵巢恶性肿瘤诊治临床医护人员、医学院校相关专业师生阅读参考。

上海市卵巢癌研究协作组
成员及单位

组　长

吴小华　复旦大学附属肿瘤医院

副组长

万小平　同济大学附属第一妇婴保健院

秘　书

郑　重　复旦大学附属肿瘤医院

组　员

（按姓氏笔画排序）

王　群　　上海交通大学医学院附属瑞金医院

王丽华　　上海交通大学医学院附属国际和平妇幼保健院

冯炜炜　　上海交通大学医学院附属瑞金医院

尧良清　　复旦大学附属妇产科医院

苏　涛　　上海交通大学医学院附属国际和平妇幼保健院

李佳蕊	上海交通大学医学院附属新华医院
李碧岚	同济大学附属第一妇婴保健院
吴晓梅	上海市第一人民医院
狄　文	上海交通大学医学院附属仁济医院
汪希鹏	上海交通大学医学院附属新华医院
张　皓	复旦大学附属妇产科医院
陆　雯	同济大学附属第一妇婴保健院
陈晓军	复旦大学附属妇产科医院
郑　重	复旦大学附属肿瘤医院
祝　捷	上海交通大学医学院附属仁济医院
袁　蕾	复旦大学附属妇产科医院
徐明娟	海军军医大学第一附属医院(上海长海医院)
郭勤浩	复旦大学附属肿瘤医院
席晓薇	上海市第一人民医院
温　灏	复旦大学附属肿瘤医院
蔡圣芸	海军军医大学第一附属医院(上海长海医院)

前　言

卵巢恶性肿瘤是妇科常见肿瘤，病死率高，严重威胁生命健康。 卵巢恶性肿瘤起病隐匿，发病时多数为晚期，这给早期诊断治疗带来了困难。 近年来，卵巢恶性肿瘤治疗在手术、化疗、靶向维持治疗等多方面取得不少进展，达成了较多专家共识，卵巢恶性肿瘤患者在诊疗方面也收到了较多的获益，凸显卵巢恶性肿瘤规范化治疗的重要性。

复旦大学附属肿瘤医院肿瘤妇科团队联合上海市多家三甲医院妇科肿瘤专业团队成立上海市卵巢癌研究协作组，展开专项课题研究，旨在探讨更优的诊疗方案，以建立更为适合国情的卵巢恶性肿瘤诊治规范，提高卵巢恶性肿瘤患者的生存和生活质量。本书就是此项课题的重要探索成果。

协作组汇集上海市三甲医院的二十余位妇科肿瘤专家，参考国内外卵巢恶性肿瘤诊疗指南，并结合各自临床诊疗实践，经过多轮讨论编订而成这本卵巢恶性肿瘤诊疗区域性专家共识。 本专家共识以循证医学为依据，采用详实图表提纲挈领给出 34 条推荐意见和相应的推荐等级，配以详细文字解读和相关参考文献数据来源, 以利于卵巢恶性肿瘤诊疗工作规范性开展。

本专家共识在制订过程中受到上海申康医院发展中心和上海市科委等机构的课题项目资助, 在此一并表示感谢!

本书主要供卵巢恶性肿瘤相关科室的医护人员、医学院校相关专业师生参考, 广大患者及家属请在专科医师指导下阅读。

对本书中的不足甚至错误, 欢迎读者指正, 不吝赐教。

上海市卵巢癌研究协作组

2022 年 4 月

本共识受到以下项目资助:

1. 上海申康医院发展中心, 促进市级医院临床技能与临床创新能力三年行动计划项目（SHDC2020CR5003）。

2. 上海市科委临床重点专科项目: 女性肿瘤。

阅读须知

由于上皮性卵巢癌占据卵巢恶性肿瘤近 90% 以上，除特殊说明外，本共识主要针对上皮性卵巢癌。因输卵管癌、原发性腹膜癌与卵巢癌临床特征类似，治疗方案相同，无特殊说明情况下本共识也适用于输卵管癌、原发性腹膜癌。本共识依据的循证医学分类评价和推荐分类标准见表 1 和表 2。全书推荐意见、证据分类及推荐等级汇总见表 3。

表 1　循证证据和专家一致性分类

分类	描　　述
1	基于高质量证据，专家组普遍一致认为该处理方案合适
2A	基于低质量证据，专家组普遍一致认为该处理合适
2B	基于低质量证据，专家组多数认为该处理合适
3	基于任何证据，专家组多数不认为该处理合适

表2　推荐等级分类*

分类	描述
首选推荐	基于更有优势的疗效、安全、证据并且合适可及性强的措施
其他推荐	其他疗效略低,更多毒性,基于不成熟数据或相似结果下可及性显著较低的措施
某些环境下推荐	在部分选择的患者(按推荐条件)中使用的措施

注:＊以上推荐均认为合适推荐。

表3　全书推荐意见、证据分类及推荐等级一览表

推荐意见	证据分类与推荐等级	页码
一、筛查、遗传与预防		
1.目前推荐所有非黏液性上皮性卵巢癌患者(包括癌肉瘤)接受胚系 *BRCA1/2* 基因检测	1类,首选推荐	1
上皮性卵巢癌患者均可考虑接受包括多种风险基因胚系检测和遗传咨询	2A,其他推荐	
2.对一般风险人群不推荐常规卵巢癌筛查	1类,首选推荐	1
3.对 *BRCA1/2* 突变携带者,最佳的预防方案是建议适当年龄进行预防性输卵管和卵巢切除	1类,首选推荐	1
二、诊断		
4.组织病理诊断是卵巢恶性肿瘤首选推荐诊断方式	2A,首选推荐	9
细胞病理学结合细胞免疫组化、临床症状、影像学、肿瘤标志物作为卵巢恶性肿瘤诊断的其他方法	2B,其他推荐	

（续表）

推荐意见	证据分类与推荐等级	页码
5. 初诊卵巢恶性肿瘤患者需行影像学检查评估病灶范围和可切除性,可选择方法如下:		9
（1）胸腹盆腔等增强断层扫描和/或磁共振	2A,首选推荐	
（2）超声、PET/CT 等	2B,其他推荐	
6. 推荐所有卵巢癌在接受治疗前进行体格评估、血常规检测、包含肝功能的血生化检测、营养状态评估、血栓风险评估等,以评估对各项治疗的耐受情况	2A,首选推荐	9
三、病理与分期		
7. 病理诊断规范化标准化报告	2A,首选推荐	21
8. 推荐非黏液性上皮性卵巢癌行组织 *BRCA1/2* 突变检测	2A,首选推荐	21
考虑可及性,对上皮性卵巢癌还可行如微卫星不稳定性(特别是子宫内膜样腺癌)、突变负荷(TMB)、其他靶向治疗相关的体细胞突变检测、同源重组修复缺陷检测等	2B,其他推荐	
四、治疗		
总原则		
9. 初诊卵巢恶性肿瘤的初始治疗方案推荐经由有经验的妇科肿瘤专科医生或妇科肿瘤多学科团队评估,依据疾病分期、耐受手术状况、是否可达满意减灭、保育意愿等因素制订	2A,首选推荐	39
初始手术		
10. 由专业的妇科肿瘤医生进行手术,早期行全面分期手术,晚期行肿瘤细胞减灭术	2A,首选推荐	42

（续表）

推荐意见	证据分类与推荐等级	页码
11. 绝大多数选择开腹手术,取腹部正中直切口	2A,首选推荐	42
12. 腹腔镜技术可用于经选择的患者,例如：早期疾病行分期术,评价晚期患者能否获得满意减瘤、中间型肿瘤细胞减灭术	2A,其他推荐	42
全面分期手术		
13. 临床早期卵巢癌患者推荐行全面分期手术	2A,首选推荐	43
14. 早期和低危的有保留生育功能意愿的卵巢癌患者行保留生育功能手术	2A,首选推荐	44
15. 年龄≤25岁的早期生殖细胞瘤患者不需切除临床阴性淋巴结	2A,首选推荐	44
16. 怀疑或确诊黏液性癌的患者需切除外观异常的阑尾。冰冻确认的黏液性癌,临床阴性淋巴结可不切除	2A,首选推荐	44
17. 对卵巢交界性肿瘤,淋巴结切除术可能提高分期,但并不影响总体生存率。大网膜切除和腹膜多点活检可使近30%患者提高分期并可能影响预后	2A,首选推荐	44
晚期卵巢癌手术		
18. 在初次细胞减灭术中满意减灭术是指残留病灶<1 cm,但应尽最大程度减瘤达到肉眼无残留病灶(R0)	2A,首选推荐	47
19. 对评估初次肿瘤细胞减灭术无法达满意减灭或无法耐受初始手术,推荐新辅助化疗后的中间型肿瘤细胞减灭术	2A,其他推荐	47

（续表）

推荐意见	证据分类与推荐等级	页码
20. 晚期卵巢癌细胞减灭术，推荐仅切除术前影像学或术中探查发现的可疑和/或增大淋巴结，临床阴性淋巴结不需切除	2A，首选推荐	47
化疗及靶向治疗		
21. 化疗是卵巢癌一线治疗重要手段，建议足量、足疗程治疗并注意监测化疗不良反应，进行预防处理、个体化调整剂量	2A，首选推荐	53
22. 静脉紫杉醇/卡铂方案仍然是目前多数晚期上皮性卵巢癌一线化疗方案 　对符合指征患者可选择腹腔化疗、热灌注化疗、联合贝伐单抗并维持治疗	1类，首选推荐 2A，其他推荐	53
23. 部分早期低危患者可选择定期随访，不予化疗（详见正文第60页）	2A，首选推荐	53
24. 有 *BRCA1/2* 突变的Ⅱ～Ⅳ期卵巢癌在化疗达到完全或部分缓解完成化疗后，建议选取含 PARP 抑制剂的维持治疗 　一线化疗已使用贝伐单抗，建议继续贝伐单抗维持治疗。	1类，首选推荐 2A，首选推荐	53
复发治疗		
25. 卵巢癌复发的治疗，在注重治疗疗效的同时兼顾患者生活质量，注意治疗不良反应的处理，强调全程管理	2A，首选推荐	65
26. 铂敏感复发患者，经评估可耐受手术并能达到 R0 切除者，评估适合二次减灭术手术其他条件的，可考虑二次减灭术	2A，首选推荐	65
27. 对接受姑息治疗的晚期卵巢恶性肿瘤患者，如有必要可行姑息性手术	2A，其他推荐	65

（续表）

推荐意见	证据分类与推荐等级	页码
28. 铂敏感患者推荐含铂两药方案化疗 无禁忌证患者可加用贝伐单抗，并在化疗后继续维持。化疗达完全或部分缓解患者推荐 PARP 抑制剂维持治疗	1 类，首选推荐 2A，首选推荐，BRCA1/2 突变患者为 1 类证据	65
29. 铂耐药感患者推荐单药方案化疗或参加临床试验，或依据基因检测适应证的靶向、免疫治疗	2A，首选推荐	65
恶性性索间质肿瘤治疗		
30. 恶性性索间质肿瘤基本处理原则参照上皮性卵巢恶性肿瘤，青年患者多见，低危患者给予保育手术 晚期术后化疗选择紫杉醇/卡铂或 EP/BEP 等	2A，首选推荐 2B，其他推荐	80
恶性生殖细胞瘤治疗		
31. 恶性生殖细胞瘤青年女性多见，有生育意愿的患者无论分期均可考虑保育手术	2A，首选推荐	81
32. 对于恶性生殖细胞瘤，初始化疗方案首选 BEP 方案 低危部分患者 EP 方案替代	2A，首选推荐 2A，部分环境推荐	81
五、预后与随访		
33. 定期随访是卵巢恶性肿瘤患者全程管理的重要部分，不仅包括肿瘤相关随访，对维持治疗、相关并发症管理进行随访亦重要	2A，首选推荐	87
34. 部分卵巢生殖细胞瘤复发时间长（如颗粒细胞瘤可达 30 年）需要延长随访时间	2A，首选推荐	88

目　录

一、筛查、遗传与预防

- **推荐意见 1：** 目前推荐所有非黏液性上皮性卵巢癌患者（包括癌肉瘤）接受胚系 *BRCA1/2* 基因检测（1 类，首选推荐）。上皮性卵巢癌患者均可考虑接受包括多种风险基因胚系检测和遗传咨询（2A 其他推荐）。

- **推荐意见 2：** 对一般风险人群不推荐常规卵巢癌筛查（1 类，首选推荐）。

- **推荐意见 3：** 对 *BRCA1/2* 突变携带者，最佳的预防方案是建议适当年龄进行预防性输卵管和卵巢切除（1 类，首选推荐）。

（一）遗传

卵巢恶性肿瘤为妇科常见恶性肿瘤,病死率高,严重威胁女性生命健康。据 GLOBOCAN 2018 统计,全球 185 个国家卵巢恶性肿瘤每年新发 295 414 人,死亡 184 799 人,发病率为 6.6/10 万人年,死亡率为 3.9/10 万人年,均位列女性恶性肿瘤发病和死亡率第 8 位[1]。2020 年美国卵巢恶性肿瘤卵巢癌新发 21 750 人,死亡 13 940 人,位列美国女性恶性肿瘤死因第 5 位[2]。根据 2015 年我国恶性肿瘤流行统计,我国卵巢恶性肿瘤新发 5.21 万人、死亡 2.25 万人[3],发病率为 7.7/10 万人年(位列第 10),死亡率为 4.5/10 万人年(位列第 9)[1]。上海市(2016 年)卵巢恶性肿瘤卵巢癌发病率为 10.29/10 万人年,标化率为 5.33/10 万人年;死亡率为 5.74/10 万人年,标化率为 2.44/10 万人年。近年卵巢恶性肿瘤在手术、化疗、靶向治疗等多个方面取得了进展。

大部分卵巢癌是散发的,流行病学统计结果表明,一般人群(无胚系 BRCA1/2 突变)的卵巢癌患病率为 1%～2%[4];而存在卵巢癌相关遗传基因变异的人群,卵巢癌的发病率明显提高,该类人群包括自身存在胚系基因突变(例如 MLH1、MSH2、MSH6、PMS2)等,其他相关基因包括 ATM、BRIP1、NBN、PALB2、STK11、RAD51C、TADT1D 等[5-9],或 1 级或 2 级亲属患有卵巢癌相关疾病包括乳腺癌易感基因（*breast cancer susceptibility gene*，*BRCA*）1/2 突变、遗传性乳腺癌-卵巢癌综合征（hereditary breast and ovarian cancer syndrome，HBOC 综合征）、林奇综合征（Lynch Syndrome，LS）。有 *BRCA1* 突变的女性一生的患病风险为 21%～58%，有 *BRCA2* 突变的女性一生的患病风险为 11%～29%[7,8,10]。超过 10% 的上皮性卵巢癌有胚系卵巢癌基因突变。我国卵巢癌非选择人群 *BRCA1/2* 突变概率为 22.4%～28.5%（*BRCA1* 为 17.1%～20.8%，*BRCA2* 为 5.3%～7.6%）[11,12]。*BRCA1/2* 突变更易和浆液性高级别卵巢癌相关，而黏液性卵巢癌通常与其他如 *TP53* 基因突变相关（利-弗劳梅尼综合征，Li-Fraumeni syndrome，LFS）。非上皮性卵巢恶性肿瘤（性索间质肿瘤和生殖细胞瘤）与 *BRCA1/2* 突变无明显相关性，但性索间质肿瘤和黑斑息肉综合征（Peutz-Jeghers syndrome，PJS）相关，睾丸间质细胞瘤与 PJS 及 *DICER1* 异常等相关。

目前推荐所有的非黏液性卵巢上皮癌患者（包括癌肉瘤），一旦确诊均应当接受 *BRCA* 胚系检测[13]（1 类，首选推荐）。上皮性卵巢恶性肿瘤患者均可考虑接受包括多种风险基因胚系检测（2A，其他推荐）。相比单纯的 *BRCA* 基因检测，多基因检测更全面地分析受检者的肿瘤遗传易感性，并同时可对其他肿瘤进行筛查（如结直肠肿瘤）[14]。

（二）筛查

卵巢癌的早期诊断具有重大意义。目前最常见的筛查方式包括肿瘤标志物 CA125 和经阴道超声的联合或单独筛查。但现有基于普通人群的资料(英国卵巢癌筛查联合试验研究/前列腺、肺、结直肠和卵巢癌症筛查试验,UKCTOCS/PLCO)证实,无论使用经阴道超声、肿瘤标志物 CA125、联合或单独筛查,无法有效降低死亡率,反而会给女性带来不必要的探查手术,引起相关并发症(手术伤害、出血、感染等),综合来看弊大于利。因此,不建议给无症状且遗传风险不明确的女性做卵巢癌筛查[15-17](1 类,首选推荐)。对高风险人群(如 *BRCA* 突变携带者、有家族史者)用阴道超声联合血清 CA125 检测进行监测的价值仍有待验证,但应重视一些卵巢癌相关的临床症状,如腹胀、盆腔或腹部疼痛、腹围增加、易饱感,或尿频尿急,特别是这些症状新发或经常出现,应及时进一步检查[18]。

　　一般无症状未患卵巢癌的女性,符合以下情况一项或多项的个体,建议进行相关的胚系基因检测[19](2A,首选推荐)。①家族中存在已知的 *BRCA1/2* 突变者。②患其他 HBOC 相关肿瘤(如乳腺癌,特别是三阴性乳腺癌)。③近亲属(1、2 级亲属)患 HBOC 相关肿瘤。④男性乳腺癌患者,或有男性近亲属患乳腺癌。⑤个人或近亲属患林奇综合征、黑斑息肉病等。对于非患病人群,*BRCA1/2* 胚系突变的筛查主要采用外周血标本通过二代测序(next generation sequencing,NGS)的方法进行检测[20],或可选用唾液、口咽拭子检测等方法。

（三）预防

　　相关研究显示,预防性输卵管和卵巢切除(risk-reducing

salpingo-oophorectomy，RRSO）能够降低 *BRCA1/2* 突变携带者卵巢癌、输卵管癌及原发性腹膜癌 75%～80% 的发病风险及 69% 的全因死亡风险（70 岁时）[21,22]。对 *BRCA1/2* 突变携带者，最佳的预防方案是建议在 35～40 岁或完成生育后进行 RRSO（1 类证据，首选推荐）。*BRCA2* 相关卵巢癌的确诊年龄通常较 *BRCA1* 相关卵巢癌晚 8～10 年，故 *BRCA2* 突变携带者可考虑延迟至 40～45 岁进行 RRSO[23]。另有研究证实，在绝经前 *BRCA* 突变携带者中开展 RRSO 能够降低约 50% 的乳腺癌发病风险[16]，但相关研究仍存在争议。对高危人群进行肿瘤标志物 CA125 和经阴道超声的联合或单独筛查并不能替代预防性的手术治疗，仅能作为一种次选方案。

根据不同基因突变所致卵巢癌发病风险的不同以及其与乳腺癌发病风险的关联性，不同基因突变携带者接受预防性手术的最佳推荐年龄存在一定差异（见表 1 - 1）。RRSO 手术具体实施方案详见下页表 1 - 2[9]。

表 1 - 1　不同遗传易感基因突变的预防性手术建议

突变基因	预防性手术建议
BRCA1	35～40 岁时考虑 RRSO
BRCA2	40～45 岁时考虑 RRSO
BRIP1	45～50 岁时考虑 RRSO
RAD51C	45～50 岁时考虑 RRSO
RAD51D	45～50 岁时考虑 RRSO
BARD1	无证据增加卵巢癌的发病风险

（续表）

突变基因	预防性手术建议
PALB2	潜在增加卵巢癌的发病风险，RRSO 证据不足
MSH2、*MLH1*、*MSH6*、*PMS2*、*EPCAM*	因同时增加子宫内膜癌的发病风险，推荐个体化实施减风险的子宫及双侧输卵管-卵巢切除

接受预防性手术的年龄通常不应晚于家族中个体发病的最早年龄

表 1-2 RRSO 手术方案

通过腹腔镜方式开展手术
全面探查上腹部、肠管表面、网膜、阑尾及盆腔脏器
对任何可疑异常的腹腔内病灶进行活检
获取腹腔冲洗液（50 ml 生理盐水灌洗并立即采样送检细胞学检查）
进行完整的输卵管-卵巢切除，切除 2 cm 的近端卵巢血管（卵巢悬韧带），切除所有的输卵管组织直至宫角处，以及包裹输卵管-卵巢的所有腹膜组织，尤其是与输卵管/卵巢粘连的盆腔腹膜
减少手术器械对输卵管及卵巢的钳夹，尽可能避免创伤性的细胞脱落
卵巢及输卵管应当放在取物袋中取出
按照 SEE-FIM* 方法对卵巢及输卵管进行取材
如果发现隐匿癌灶或浆液性输卵管上皮内癌（STIC），转诊至妇科肿瘤医生

*一种输卵管及卵巢全面取材的方法（自壶腹部切断伞端，纵向剖开伞端管腔，依次全部切取，同向包埋）。

　　尽管这一手术预防的方法十分有效，但会带来绝经提早以及因雌激素减少导致的包括骨质疏松、心脑血管疾病风险增高在内的其他健康问题，可能会降低相关人群的生活质量。对于高危人群输卵管卵巢切除术后是否可进行绝经后激素替代治疗（hormone therapy，HT），近期研究表明会增加乳腺癌的发病率[24]；对于是否增加卵巢癌发病，目前尚无相关研究，有待进一步证实。对于相关人群术后如需进行 HT，应充分告知相关风险。

单独切除输卵管的获益尚未得到证实。美国妇产科医师协会（ACOG）建议[25]，一般风险的女性在因其他因素行切除子宫同时切除双侧输卵管（2B，其他推荐）。如果考虑进行单纯输卵管切除手术，则应完整切除从伞端至子宫入口处的输卵管组织。

此外，研究表明，生育、口服避孕药、母乳喂养可降低 30％～60％的卵巢癌发病率[26-28]；而无妊娠史会提高卵巢癌发病风险[28,29]；盆腔炎、绝经后的激素替代治疗，可能与卵巢癌的发病相关[30]。

避孕药被认为具有降低卵巢癌风险的作用[31]，可能是与避孕药的抑制排卵作用、降低促性腺激素水平以及减少月经期间的出血量有关。避孕药的这种正面作用，对上皮性和非上皮性的卵巢癌均适用。相关研究[32]显示，口服避孕药能够降低 BRCA 突变携带者 50％的卵巢癌发病风险，并且这一预防保护作用与口服避孕药的服药时间长短呈正相关；但该研究同时表明，口服避孕药增加乳腺癌发病的潜在风险以及深静脉血栓的发生风险，使用前应充分告知相关风险，并在使用过程中注意监测。

二、诊断

- 推荐意见 4：组织病理诊断是卵巢恶性肿瘤首选推荐诊断方式（2A，首选推荐）。细胞病理学结合细胞免疫组化、临床症状、影像学、肿瘤标志物作为卵巢恶性肿瘤诊断的其他方法（2B，其他推荐）。

- 推荐意见 5：初诊卵巢恶性肿瘤患者需行影像学检查评估病灶范围和可切除性，可选择方法如胸腹盆腔等增强断层扫描和/或磁共振（2A，首选推荐）、超声、PET/CT 等（2B，其他推荐）。

- 推荐意见 6：推荐所有卵巢恶性肿瘤在接受治疗前进行体格评估、血常规检测、包含肝功能的血生化检测、营养状态评估、血栓风险评估等，以评估对各项治疗的耐受情况（2A，首选推荐）。

卵巢恶性肿瘤在早期可无症状或者症状隐匿，具有非特异性。患者常常主诉腹胀、消化不良或饱胀感，或者仅仅在体检时发现盆腔肿块。医生需要根据病史、体征和必要的辅助检查做出诊断，诊断金标准是组织病理学检查。

（一）病史

散发性卵巢癌病因未明，无基因突变女性终身患卵巢癌风险约为1.4%。年龄增长、未育、初潮早、绝经晚、肥胖、长期吸烟、有盆腔慢性炎症、促排卵药物的应用等，均被视为卵巢癌的危险因素。约25%的卵巢癌是遗传的，常见的有：遗传性乳腺癌-卵巢癌综合征（hereditary breast and ovarian cancer syndrome，HBOC）、林奇综合征（Lynch syndrome，LS）、黑斑息肉综合征（Peutz-Jeghers syndrome，PJS）等。*BRCA1* 和 *BRCA2* 是卵巢癌最常见的突变基因，存在 *BRCA1* 或 *BRCA2* 致病性突变者发病风险显著增加。存在遗传性因素者发病较散发病例早，同时患多系统肿瘤、同种肿瘤在家族中同时出现。

（二）症状

卵巢恶性肿瘤在早期可无症状或者症状隐匿，不具特异性，常常被认为是消化道疾病,患者常常主诉腹胀、消化不良或饱胀感。随疾病进展可能会出现一些相应的症状。

(1)肿瘤压迫症状:肿瘤较大时可压迫周围脏器引起相应症状,如下腹隐痛不适、尿频、尿急、排便困难、肠梗阻、下肢静脉回流障碍致下肢水肿等。

(2)转移症状:盆腹腔种植是卵巢恶性肿瘤最常见的转移方式,腹膜种植导致大量腹水,患者感腹胀逐渐加重,大量腹水使膈肌抬高或因胸腔积液而导致呼吸困难,或肠道转移引起消化道症状等。

(3)内分泌症状:有些类型的卵巢恶性肿瘤可分泌激素,从而导致不规则阴道出血或绝经后阴道流血等症状。

(4)急腹症:偶尔也有患者因肿瘤扭转或破裂而引起急性腹痛。

(三)体征

(1)盆腔包块:腹部或盆腔检查时可扪及包块。双合诊和三合诊应注意盆腔包块的位置、大小、界限、质地、活动度等。卵巢恶性肿瘤的盆腔包块通常为实质性或囊实性,质地不均,表面凹凸不平,界限不清,活动度差。肿块较大超出盆腔时可于腹部扪及肿块,且肿块表面不平,活动度差。三合诊时可于直肠子宫陷凹(道格拉斯腔)触及固定的结节。

(2)腹水:此为原发或转移肿瘤表面裸露的毛细血管渗出所致。大量腹水患者腹部膨隆、张力高,体检移动性浊音阳性。腹水较少者可无明显腹胀,甚至部分患者无明显腹水。亦有部分患者主要表现为大量腹水而盆腔肿块并不大。

（3）转移病灶：部分晚期卵巢恶性肿瘤患者也可出现一些盆腹腔外体征，如淋巴结转移者可出现锁骨上、腹股沟、腋下肿大淋巴结。最常见的腹外病变部位是胸膜腔，但有时也可观察到肺实质受累。

（四）辅助检查

1. 影像学检查

术前影像学检查对判断盆腔肿块的性质、部位、大小、转移浸润情况，以及对术前判断患者肿瘤是否能达到满意切除或术中可能涉及的脏器切除，具有重要意义。

（1）超声检查：该检查是最简便、经济的无创检查方法，对盆腔肿块的检测具有重要意义，可以了解盆腔肿块部位、大小、形态、囊性或实性、囊内有无乳头结构、腹水等。彩色多普勒超声检查可测定肿瘤血流变化，有助初步判断肿瘤性质，卵巢恶性肿瘤表现为更高的峰值流速、更低的血流阻力指数[33,34]。超声检查通常为首次诊断检查。

有性生活史者首选经阴道超声检查，无性生活史者可选择经直肠超声，当肿瘤过大而致阴道超声无法获得整个肿瘤的视野时可补充经腹超声。心脏超声用于年龄较大、有心脏疾病或病情严重的患者检测心功能；血管超声用于检测下肢深静脉有无血栓等并发症；超声造影可协助鉴别瘤栓与血栓。

（2）CT 和 MRI：在患者没有造影剂禁忌的情况下，CT 和

MRI 检查均应行增强扫描。腹部 CT 检查有助于术前评估患者肿瘤浸润转移的部位、大小、淋巴结转移情况及与血管关系。MRI 对软组织分辨率较好,能较好显示出盆腔肿块与周围脏器的关系,有利于术前判断膀胱和直肠是否受侵。在术前评估盆腹腔转移情况、评估是否可手术切除以及制订手术方案方面,盆腹腔 CT 和 MRI 优于超声检查[35](2A 类,首选推荐)。胸部 CT 可发现胸膜或肺转移、胸腔积液,有助于判断分期和制订治疗方案。

(3) 肺动脉造影 CT 检查(肺 CTA):通过注射造影剂后 CT 检查对肺动脉及其分支扫描成像,检查肺动脉内是否有血栓形成及肺动脉是否有狭窄,是诊断肺栓塞首选的影像学检查方法。肺 CTA 检查时发现肺动脉及其分支有轨道样缺损且远端不能显影,可以诊断为肺栓塞。

(4) FDG – PET/CT:正电子发射计算机断层显像(PET)与计算机断层扫描(CT)相结合。PET/CT 能够反映病灶的代谢状况,治疗前 PET/CT 显像有助于卵巢肿块良恶性的鉴别诊断,有利于发现隐匿的转移灶,使分期更准确,有助于对卵巢肿瘤进行定性和定位诊断。但并不推荐把 PET/CT 作为常规检查手段,而是用于诊断分期不明确有可能影响治疗方案及治疗后评价疗效等的情况,且更多应用于晚期和复发性卵巢恶性肿瘤扩散程度和转移范围的判断,对评价卵巢恶性肿瘤的疗效和预后有重要价值。

(5) FDG – PET/MRI:PET 与 MRI 相结合。与 PET/CT 相比,PET/MRI 辐射剂量更低,无电离辐射,且因 MRI 具有较高的软组织对比度,故而有利于肿瘤分期及判断复发[36]。相比于 PET/CT 对卵巢癌的 N 分期和 M 分期的优势,PET/MRI 可能有助于肿瘤 T 分期。目前仍需要更多的研究 PET/MRI 在卵巢癌诊断中的作用[37]。

2. 肿瘤标志物检查

一些特定肿瘤标志物和算法,可用于术前鉴别盆腔肿块的良恶性。

(1) CA125(cancer antigen 125):血清 CA125 是最常用的卵巢癌标志物,80％的上皮性卵巢癌 CA125 水平＞35 U/L。血清 CA125 水平往往与疾病的浸润范围和临床进程相关,尤其是在那些治疗前 CA125 水平升高的患者中,可以用于监测对治疗的反应和监测复发。但由于 CA125 在子宫内膜异位症、盆腔炎性疾病等良性疾病以及一些生理状态下也有升高,因此 CA125 单独应用于卵巢癌早期诊断的价值不高,而在绝经后人群中的应用价值更高。

CA125 在原发性卵巢癌与胃肠道转移性卵巢癌鉴别诊断中有重要意义,CA125 与 CEA 的比值＞25 往往提示原发性卵巢癌,其敏感性为 91％,特异性为 100％。

(2) 人附睾蛋白 4(human epididymis protein 4,HE4):HE4 是一种新的卵巢癌肿瘤标志物,在正常生理状态下表达水平很低,不受月经周期及绝经状态的影响,只在卵巢癌组织和患者血清中的表达升高,且肿瘤分化程度与 HE4 表达有关,高级别浆液性癌精确度为 100％,低级别浆液性癌精确度为 79％。HE4 的灵敏度和特异度都高于 CA125,其灵敏度为 78％,特异度为 95％,阳性预测值为 80％,阴性预测值为 99％,但对交界性肿瘤不具敏感性,可用于卵巢癌的早期诊断、鉴别诊断、治疗效果的评估。目前最常用的是 CA125 和 HE4，建议联合应用[38,39]（2A，首选推荐）。

（3）ROMA（risk of ovarian malignancy algorithm，ROMA）指数：ROMA 指数是将 CA125 和 HE4 的血清浓度测定与患者绝经状态相结合的一个评估模型，其值取决于 CA125、HE4 的血清浓度和绝经状态。在绝经前（75.6％的敏感性和 74.8％的特异性）和绝经后（92.3％的敏感性和 74.7％的特异性）妇女中，这种回归模型的临床实用性都得到了证实，区分卵巢癌低风险和高风险人群的准确性高、可重复性高，通过结合年龄、超声检查结果可以提高其灵敏度和特异度[38]。

（4）恶性肿瘤风险指数（Risk of Malignancy Index，RMI）：RMI 结合超声检查特征（U）、是否绝经（M）、CA125 水平来判断附件肿块的良恶性。超声检查特征包括双侧病变、转移征象、实性结构、多房囊肿、腹水，若无以上特征则 U＝0，有一项则 U＝1，若有超过一项则 U＝2；未绝经者 M＝1，绝经者 M＝3；CA125 单位为 U/ml。RMI＝U×M×CA125，此值＞200 为恶性高风险[39]。

（5）其他常用肿瘤标志物：包括 CA199、CEA（癌胚抗原）、AFP（甲胎蛋白）、β - HCG、乳酸脱氢酶（lactic acid dehydrogenase，LDH）、抑制素等。这些肿瘤标志物在一些不常见卵巢癌中可有升高，术前检测可用于疾病程度评估和治疗后监测。CA199、CEA 对卵巢黏液性恶性肿瘤的诊断价值较高。AFP、β - HCG、LDH 在恶性生殖细胞瘤中可有升高，胚胎癌、内胚窦瘤、未成熟畸胎瘤可有 AFP 升高，β - HCG 可在胚胎癌、绒癌、无性细胞瘤中有升高，LDH 可作为无性细胞瘤的肿瘤标志物。抑制素水平，特别是抑制素 B，与颗粒细胞瘤的疾病程度相关。

3. 细胞学检查

在晚期卵巢恶性肿瘤患者中,行腹腔积液或胸腔积液的细胞学检查有助肿瘤良恶性的鉴别诊断。腹水或胸水较多者可行腹腔或胸腔穿刺放腹水和胸水缓解症状。此外,腹水或胸水离心后细胞可进一步行细胞学检查明确性质,同时行免疫组化检查帮助判断肿瘤细胞的组织来源。

4. 胃肠镜检查

有盆腔肿块的患者需排除转移性肿瘤,特别是肿瘤标记物CA199、CEA 水平升高显著的患者,需行胃肠检查以排除胃肠道转移性肿瘤。如患者临床怀疑黏液性腺癌,亦需行胃肠镜检查。

5. 腹腔镜检查

对于卵巢恶性肿瘤,腹腔镜可起到探查作用。通过腹腔镜检查可判断肿瘤扩散程度,决定手术的可行性,若经腹腔镜评估认为无法达到满意的肿瘤细胞减灭术则需先给予新辅助化疗,之后再行中间型肿瘤细胞减灭术。腹腔镜检查还可对病灶取活检进行组织病理学检查从而明确诊断。腹腔镜探查还可帮助排除盆腔炎性包块或结核性腹膜炎,避免不必要的开腹手术。

6. 家族史及基因检测

参见本书前文"一、筛查、遗传与预防"中"(二)筛查"部分(本书 4~5 页）。

（五）组织病理学检查

卵巢恶性肿瘤明确诊断的依据是肿瘤的组织病理学检查。单独的影像学检查和肿瘤标志物均不能作为卵巢恶性肿瘤的确诊依据。手术中对可疑肿块行快速冰冻切片的病理诊断，卵巢恶性肿瘤一旦明确诊断应行全面分期手术或卵巢肿瘤细胞减灭术。因患者一般情况差或因肿瘤转移广泛而不宜直接行肿瘤细胞减灭术者，可通过腹腔镜探查或细针穿刺活检取得组织学诊断。但需要指出的是，对于术前综合影像评估无明确转移的孤立性卵巢肿瘤，尤其是可疑早期卵巢恶性肿瘤者，需谨慎选择穿刺活检，以避免因穿刺导致的医源性肿瘤播散。不便进行组织学检查者，须在患者充分知情同意的情况下考虑根据腹水细胞学检查结合临床特征、肿瘤标记物给予诊断治疗。

（六）鉴别诊断

1. 盆腔子宫内膜异位症

盆腔子宫内膜异位症形成的粘连性卵巢包块及子宫直肠陷凹结节与卵巢恶性肿瘤相似，子宫内膜异位症常为生育期患者，有痛经、随月经周期加重及不孕等特征，要予以鉴别。必要时行腹腔镜检查或剖腹探查确诊。

2. 盆腔炎性包块

盆腔炎可形成实质性、不规则固定包块,或宫旁结缔组织炎呈炎性浸润达盆壁形成冰冻骨盆,与卵巢恶性肿瘤相似。盆腔炎性包块患者往往有宫腔操作史、产后感染史。表现为发热、下腹痛,双合诊检查触痛明显,应用抗炎治疗后包块缩小。必要时可行包块针刺细胞学或病理学检查帮助鉴别。

3. 附件结核或腹膜结核

常有结核病史,并有消瘦、低热、盗汗、月经稀发、闭经等症状。腹膜结核腹水时出现粘连性肿块。结核菌素试验、影像学检查等可帮助确诊。

4. 卵巢良性肿瘤

卵巢良性肿瘤病程长,肿块增长缓慢,单侧多见,活动度较好,表面光滑,囊性多见,壁薄,患者一般状况较好。卵巢恶性肿瘤病程短,肿块生长迅速,肿块呈囊实性或囊肿内有实性结节,活动度差,表面结节状,晚期常伴有全身或下肢水肿、恶病质等表现。如有腹水,可抽水作细胞学检查。必要时可行腹腔镜及剖腹探查,以进一步明确诊断。

5. 肝硬化腹水

根据肝硬化病史、肝功能检查结果、盆腔检查有无包块、腹水的性状、查找癌细胞等不难鉴别,必要时做超声、CT 等检查。

■ **推荐意见 7：** 病理诊断规范化、标准化报告。（2A，首选推荐）

三、病理与分期

■ **推荐意见 8：** 推荐非黏液性上皮性卵巢癌行组织 *BRCA1/2* 突变检测（2A，首选推荐）。考虑可及性，对上皮性卵巢恶性肿瘤还可行如微卫星不稳定性（特别是子宫内膜样腺癌）、突变负荷（TMB）、其他靶向治疗相关的体细胞突变检测、同源重组修复缺陷检测等（2B，其他推荐）。

（一） 病理诊断原则

　　绝大部分的卵巢恶性肿瘤包括少见卵巢恶性肿瘤，其组织病理学是通过对活检或手术标本进行病理学分析而明确诊断的。病理组织学和/或细胞学检查是卵巢恶性肿瘤诊断金标准，但是在进行病理学诊断时仍然必须重视与临床证据相结合，全面了解患者肿瘤标志物的检测结果以及腹盆腔影像学特征等情况。对于早期患者，应该避免通过细针穿刺诊断，因为它会导致囊腔破裂造成肿瘤细胞在腹腔内播散。但对于大块型肿瘤无法进行初次减瘤手术的患者，可以使用细针穿刺明确诊断。原发性腹膜癌和输卵管癌通常在手术后被诊断（如果术中未发现卵巢受累）或手术前被诊断（如果有活检结果或已经切除双侧卵巢）。

　　由于越来越强调病理报告的规范化和标准化。参考美国病理学家协会（College of American Pathologists，CAP）的病理报告方案，病理诊断必须包括以下内容。

1. 基本要素

　　（1）肿瘤的部位（如卵巢、输卵管、盆腔/腹腔腹膜、子宫、宫颈、大网膜）；

　　（2）肿瘤大小；

　　（3）其他组织器官是否受累；

　　（4）卵巢输卵管肿瘤：表面累及情况（存在/无/不明确），标本完整性（囊腔/浆膜完整/破裂/破碎）；

（5）病理类型和级别；

（6）扩散和/或种植(如果活检/明确)；

（7）细胞学：腹水或囊液或腹腔冲洗液；

（8）淋巴结：数目和位置，最大转移病灶的大小；

（9）浆液性输卵管上皮内癌、输卵管子宫内膜异位症。

2. 肿瘤分子学检测（如临床需要）

（1）*BRCA1/2* 体细胞突变测序；

（2）评估同源重组缺陷[40]；

（3）有条件的可以检测其他如 *NTRK* 基因融合、突变负荷（TMB）。对子宫内膜样腺癌等特殊类型恶性肿瘤要额外检测：免疫组化检测 DNA MMR 蛋白（MLH1、MSH2、MSH6 和 PMS2）或微卫星不稳定检测。

以上分子病理学及生物学分析，均可指导靶向治疗、评估肿瘤生物学行为以及判断预后等，为临床提供参考。

（二）病理类型

1. 主要病理学类型

上皮性肿瘤最为常见，占 90% 以上。性索间质肿瘤占 5%～6%，生殖细胞瘤占 2%～3%。在上皮性卵巢恶性肿瘤中，高级别浆液性癌（high grade serous carcinoma，HGSC）占 70%，子宫内膜样癌占 10%，透明细胞癌占 10%，黏液性癌占 3%，低级别浆液

性癌（low grade serous carcinoma，LGSC）占比＜5%。故按照
2020年第五版WHO女性生殖器官肿瘤分类总结其组织学类型，
见表3-1。

表3-1　卵巢上皮癌/生殖细胞瘤的组织学类型（WHO 2020年，第五版）[47]

1. 上皮-间叶肿瘤

(1) 浆液性肿瘤	ICD-O 编码
浆液性囊腺瘤 NOS(not otherwise specified,其他方面未特指)	8441/0
浆液性表面乳头状瘤	8461/0
浆液性腺纤维瘤 NOS	9014/0
浆液性囊腺纤维瘤 NOS	9014/0
浆液性交界性肿瘤 NOS	8442/0
非浸润性低级别浆液性癌	8460/2
浆微乳头变异型交界性肿瘤[variant 变异型]	8460/2
低级别浆液性癌	8460/3
高级别浆液性癌	8461/3
(2) 黏液性肿瘤	
黏液性囊腺瘤 NOS	8470/0
黏液性腺纤维瘤 NOS	9015/0
黏液性交界性肿瘤	8472/1
黏液性腺癌	8480/3
(3) 子宫内膜样肿瘤	
子宫内膜样囊腺瘤 NOS	8380/0

	（续表）
子宫内膜样腺纤维瘤 NOS	8381/0
子宫内膜样交界性肿瘤	8380/1
子宫内膜样癌 NOS	8380/3
浆黏液性癌	8474/3
(4) 透明细胞肿瘤	
透明细胞囊腺瘤	8443/0
透明细胞囊腺纤维瘤	8313/0
透明细胞交界性肿瘤	8313/1
透明细胞癌 NOS	8310/3
(5) 浆黏液性肿瘤	
浆黏液性囊腺瘤	8474/0
浆黏液性腺纤维瘤	9014/0
浆黏液性交界性肿瘤	8474/1
(6) Brenner 肿瘤	
Brenner 瘤 NOS	9000/0
交界性 Brenner 瘤	9000/1
恶性 Brenner 瘤	9000/3
(7) 其他癌	
中肾样腺癌(第五版新增)	9111/3
未分化癌 NOS	8020/3
去分化癌	8020/3
未分化癌	8090/3
癌肉瘤 NOS	8980/3

	（续表）
混合细胞腺癌	8323/3
(8) 间叶肿瘤	
低级别子宫内膜样间质肉瘤	8931/3
高级别子宫内膜样间质肉瘤	8930/3
平滑肌瘤 NOS	8890/0
平滑肌肉瘤 NOS	8890/3
恶性潜能未定的平滑肌肿瘤	8897/1
黏液瘤 NOS	8840/0
(9) 混合性上皮-间叶肿瘤	
腺肉瘤	8933/3
2. 性索间质肿瘤	
(1) 纯间质肿瘤	
纤维瘤 NOS	8810/0
富细胞性纤维瘤	8810/1
卵泡膜细胞瘤 NOS	8600/0
黄素化卵泡膜细胞瘤	8601/0
硬化性间质肿瘤	8602/0
微囊性间质肿瘤	8590/0
印戒细胞样间质肿瘤	8590/0
卵巢 Leydig 细胞瘤 NOS	8650/0
类固醇细胞瘤 NOS	8670/0
恶性类固醇细胞瘤	8670/3
纤维肉瘤 NOS	8810/3
(2) 纯性索肿瘤	

（续表）

卵巢成年型粒层细胞瘤	8620/3
幼年型粒层细胞瘤	8622/1
Sertoli 细胞肿瘤 NOS	8640/1
环状小管性肿瘤	8623/1
（3）混合性性索间质肿瘤	
Sertoli-Leydig 细胞瘤 NOS	8631/1
高分化 Sertoli-Leydig 细胞瘤	8631/0
中分化 Sertoli-Leydig 细胞瘤	8631/1
低分化 Sertoli-Leydig 细胞瘤	8631/3
网状型 Sertoli-Leydig 细胞瘤	8633/1
性索肿瘤 NOS	8590/1
两性母细胞瘤（第五版重新引入）	8632/1
（4）生殖细胞瘤（较第四版明显简化）	
无性细胞瘤	9060/3
卵黄囊瘤	9071/3
胚胎性癌	9070/3
非妊娠性绒癌	9100/3
良性畸胎瘤	9080/0
未成熟性畸胎瘤	9080/3
混合性生殖细胞瘤	9085/3
（5）单胚层畸胎瘤和起源于皮样囊肿的体细胞型肿瘤	
卵巢甲状腺肿 NOS	9090/0
恶性卵巢甲状腺肿	9090/3

（续表）

囊性畸胎瘤 NOS	9080/0
甲状腺肿性类癌	9091/1
畸胎瘤伴恶性转化	9084/3
(6) 生殖细胞-性索间质肿瘤	
性腺母细胞瘤	9073/1
分割性性腺母细胞瘤	
未分化性腺组织	
混合性生殖细胞-性索间质肿瘤 NOS	8594/1
(7) 杂类肿瘤	
卵巢网腺瘤	9110/0
卵巢网腺癌	9110/3
中肾管肿瘤	9110/1
实性假乳头状肿瘤	8452/1
高血钙型小细胞癌	8044/3
大细胞亚型小细胞癌	
Wilms 瘤	8960/3
(8) 瘤样病变	
卵泡囊肿	
黄体囊肿	
巨大孤立性黄素化卵巢囊肿	
高反应性黄体	
妊娠黄体瘤	8610/0
间质增生和卵泡膜细胞增殖症	
纤维瘤病和巨块性水肿	

（续表）

间质细胞增生	
(9) 转移瘤	

注：国际疾病肿瘤学分类（International Classification of Diseases for Oncology, ICD-O）；生物行为学编码：良性肿瘤为/0，非特定、交界性或未确定生物学行为的为/1，原位癌及上皮内瘤变Ⅲ为/2，恶性为/3。

（1）浆液性癌：浆液性癌发病机制已有深入研究，已明确该类型肿瘤具有两种不同发病途径，其病理表现以及临床过程也随之不同，故 2014 年第四版 WHO 女性生殖器官肿瘤分类中首次对其诊断分级采用二级分类：分为 LGSC 和 HGSC[41,42]，它们具有不同的起源、形态、分子和遗传特征。在 2020 年第五版 WHO 女性生殖器官肿瘤分类中，强调了卵巢外原发性腹膜 HGSC 的诊断标准：当无卵巢实质性 HGSC 时，输卵管必须按照 SEE-FIM（峡部和壶腹部、伞端以 2～3 mm 的间隔横向切开，全部取材进行镜下检查）方案进行组织学检查、取材，在任何输卵管切片内均没有 STIC 或 HGSC 时，才可做出原发性腹膜 HGSC 的诊断[43]。

HGSC 是卵巢癌、输卵管癌和腹膜癌最常见的类型。HGSC 的关键特征是明显的细胞异型性，伴突出的核分裂活性。异型性的细胞核呈深染，且大小变为原来的 3 倍或更多倍，常见肿瘤巨细胞。核分裂率通常很高，HGSC 的阈值界定为每 10 个高倍镜视野（high powered field，HPF）的核分裂象≥12，常有 TP53 基因突变；如果核分裂象少，则必须考虑 LGSC 或其他诊断。分子学证据提示，移行细胞癌不再是单独的病理类型，而是 HGSC 的一个亚型，其上皮在形态学上类似于恶性尿路上皮。

LGSC 与 HGSC 的生物学行为不同，它们生长缓慢、肿瘤呈惰性，且对以铂类为基础的化疗相对不敏感。LGSC 可以是实质性的和囊性的，囊内或表面可有许多易碎的乳头状赘生物。LGSC 由小乳头组成，被覆的肿瘤细胞核大小均一，尺寸变化程度不到 3 倍。细胞核大小均一是鉴别 LGSC 与 HGSC 的特征之一，已证明具有高度可重复性。LGSC 另一个显著特点是其核分裂活性远远低于 HGSC，给 LGSC 界定的阈值为每 10 个 HPF 核分裂象＜12。LGSC 通常伴随非浸润性浆液性交界性成分。交界性浆液性肿瘤比 LGSC 更常见，LGSC 最可能反映浆液性交界性肿瘤的进展。

　　目前认为 HGSC 和 LGSC 具有不同的发病机制，是两类有本质区别的肿瘤。但是有观点认为，这两种肿瘤都可能起源于输卵管前驱病变：HGSC 起源于浆液性输卵管上皮内瘤变/癌，而 LGSC 起源于输卵管子宫内膜异位/副中肾管残余。

　　（2）黏液性癌：卵巢原发性黏液性癌少见，通常发生于单侧卵巢，年轻女性较常见，多数病例为早期，通常不引起腹膜假黏液瘤。其他卵巢黏液性肿瘤占所有卵巢肿瘤的 10%～15%，包括良性黏液性囊腺瘤、黏液性交界性肿瘤和转移性肿瘤。累及双侧卵巢、侵及表面并且不局限于卵巢的黏液性肿瘤几乎都是转移性病变，通常来自胃肠道。第四版 WHO 女性生殖器官肿瘤分类中在卵巢上皮性肿瘤中增加了浆液-黏液性肿瘤，将这类肿瘤归为宫颈黏液性肿瘤。由于其免疫组化和形态学特征更接近内膜样肿瘤，故在 2020 年第五版 WHO 女性生殖器官肿瘤分类中，将浆液-黏液性肿瘤归于子宫内膜样癌的一种亚型。在组织学上，很难分辨卵巢原发黏液性癌和胃肠道转移瘤。PAX8 染色阳性是卵巢原发肿瘤典型特征，而 SATB2 被认为是肠道来源的标志。转移性结直肠腺癌通常有 CK20、CEA 和 CDX2 阳性表达。

（3）子宫内膜样癌：卵巢子宫内膜样癌的肉眼表现多样，可能是囊性或实性的。组织学上，卵巢子宫内膜样癌类似于子宫内膜癌的低级别子宫内膜样腺癌。大多数卵巢子宫内膜样癌具有复杂的腺状、筛状和/或绒毛腺状结构，呈背靠背生长、细长形或圆形腺体，管腔光滑。然而，高级别卵巢子宫内膜样癌可能不是一种独特的肿瘤类型，而是 HGSC 的一种亚型。15%～20% 的卵巢子宫内膜样癌合并子宫内膜癌。在这些病例中，必须明确原发灶是在卵巢还是在子宫，或者是双原发肿瘤。卵巢子宫内膜样癌和透明细胞癌都与卵巢子宫内膜异位症和腺纤维瘤有关。子宫内膜样腺癌可能与子宫内膜异位症有关。子宫内膜样腺癌通常有 cytokeratin 7(CK7)、PAX8、CA125 和雌激素受体阳性表达。子宫内膜样肿瘤与性索间质肿瘤的外观十分相似。推荐所有子宫内膜样腺癌行 MSI/MMR 检测（MLH1、MSH2、MSH6、PMS2 免疫组化检测）[44]。

（4）透明细胞癌：透明细胞癌是一种高级别的肿瘤，可能起源于子宫内膜异位症。大部分的透明细胞癌表达 Napsin A，而 WT-1 和雌激素受体阴性。

（5）癌肉瘤：癌肉瘤及未分化癌被认为是卵巢恶性肿瘤的罕见亚型，其内上皮成分常为高级别浆液性癌，恶性程度高，总体治疗原则与高级别浆液性癌无明显差异。

2. 性索间质肿瘤和生殖细胞瘤

卵巢生殖细胞瘤主要包含卵黄囊瘤、无性细胞瘤和畸胎瘤三大类，还有一些起源于单胚层的肿瘤。卵巢性索间质肿瘤、生殖细胞瘤、杂类肿瘤和瘤样病变的分类与 2014 年第四版 WHO 女性生殖器官肿瘤分类相比没有明显改变。

首先，粒层细胞肿瘤中，成年型（AGCT）和幼年型（JGCT）的生物学行为不同，已知 90％以上的 AGCT 病例中含有 *FOXL2* 突变，本版还强调了在 60％ 和 30％ 的 JGCT 中检测到 *AKT1* 和 *GNAS* 的激活改变（*gsp* 突变），可以辅助诊断。

其次，Sertoli-Leydig 细胞瘤中分为三个不同的亚型：*DICER1* 突变型（患者年龄较小，中低分化的肿瘤，网状或异源性成分）、*FOXL2* 突变型（绝经后患者，中-低分化肿瘤，无网状或异源性成分）和 *DICER1/FOXL2* -野生型（患者年龄中等，无网状或异源性成分，一般分化良好）。另外，微囊性间质瘤含有 *CTNNB1* 或较少见的 *APC* 突变，并可能是家族性腺瘤性息肉病的结肠外表现。遇到诊断困难的情况，相关的分子检测有助于精确分类。

3. 交界性肿瘤

交界性肿瘤是卵巢上皮原发的病变，细胞学特征提示恶性但是没有浸润。鉴于目前对于卵巢交界性肿瘤的命名还存在争议，2014 年第四版 WHO 女性生殖器官肿瘤分类采用浆液性交界性肿瘤/非典型增生浆液性肿瘤（serous borderline tumor，SBT/

atypical proliferative serous tumour，APST）形式来命名这一肿瘤。交界性肿瘤不再沿用低度恶性潜能肿瘤、非浸润性低级别浆液性癌、不典型增生性浆液性肿瘤的名称，再次强调具有微乳头结构的浆液性肿瘤仍归属于浆液性交界性肿瘤。

同时，在浆液性交界性肿瘤中，特别列出微乳头亚型，同时采用非浸润性低级别浆液性癌来命名这一肿瘤，其诊断标准为肿瘤中出现直径>5 mm 融合区域的微乳头结构，且细胞核的非典型性较普通的 SBT 明显，该肿瘤较普通型的 SBT 更易出现腹膜种植性病变，复发概率高，预后较普通型 SBT 差[45,46]。

2014 年第四版 WHO 女性生殖器官肿瘤分类对于交界性肿瘤的诊断，也强调一些客观指标在诊断中的作用：

（1）交界性肿瘤中的交界性成分应超过肿瘤大小的 10%，不足者仍归入良性囊腺瘤中，注明伴有灶状上皮增生。

（2）子宫内膜样交界性肿瘤中，如果腺体融合生长（膨胀性浸润）>5 mm，或出现明确浸润性病变时，则应诊断为子宫内膜样癌。

（3）卵巢生发上皮包涵囊肿和浆液性囊腺瘤的区别也是由肿瘤的大小所决定，前者<1 cm，后者>1 cm。

（4）交界性肿瘤的微小浸润灶的最大径<5 mm。

2020 年第五版 WHO 女性生殖器官肿瘤分类中建议，行相关分子检测及基因检测卵巢上皮癌/生殖细胞瘤的组织学类型，以协助诊断，故总结出相关卵巢上皮恶性肿瘤的免疫组化标记特征及突变基因情况，见下页表 3-2。

表 3－2　卵巢上皮恶性肿瘤各亚型常见免疫组化标记和突变基因

	常见免疫组化标记	常见突变基因
高级别浆液性癌	P53＋、WT1＋、Pax8＋、High Ki－67	*TP53*、*BRCA1*、*BRCA2*
低级别浆液性癌	WT1＋、Pax8＋、p53 野生型、Low Ki－67	*BRAF*、*KRAS*
子宫内膜样癌	ER＋、Pax8＋、Vimentin＋、WT1－、p53 野生型	*PTEN*、*CTNNB－1 (beta-catenin)*
透明细胞癌	HNF beta＋、WT1－、ER－	*KRAS*、*PTEN PIK3CA*
黏液性癌	CK20＋、Cdx2＋、CK7＋、ER－、WT1－	*KRAS*

（三）分期

目前,卵巢恶性肿瘤分期推荐标准分别为 FIGO 分期(FIGO 2014,并结合 FIGO 在 2018 年的《妇癌报告——卵巢癌、输卵管癌、腹膜癌诊治》)与 UICC/AJCC TNM 分期(第八版,2017 年),见下页表 3－3。

FIGO 在 2018 年的《妇癌报告》中建议,所有的上皮性肿瘤按照以下分类细分并需要标注。①浆液性肿瘤。②黏液性肿瘤。③内膜样肿瘤。④透明细胞肿瘤。⑤伯纳勒肿瘤。⑥未分化癌(属于恶性上皮结构肿瘤,但其分化极差,无法归入任何一组)。⑦混合型上皮性肿瘤(肿瘤由 5 种常见上皮性肿瘤中的两种或以上组成,具体种类通常会明确说明)。⑧患者为高级别浆液性癌,外观上卵巢和输卵管被附带累及且其并非原发部位,根据病理学判断,这些患者可以归类为腹膜癌或原发部位不明确的浆液性癌。

表 3-3 卵巢癌、输卵管癌及原发性腹膜癌分期（FIGO2014 与 TNM 8th）

TNM 8th	FIG2014	描 述
T1 - N0 - M0	I	肿瘤局限在一侧或双侧卵巢/输卵管
T1a - N0 - M0	I A	肿瘤局限在一侧卵巢/输卵管，且包膜完整，卵巢和输卵管表面无肿瘤，腹水或腹腔冲洗液阴性
T1b - N0 - M0	I B	肿瘤局限在双侧卵巢/输卵管，且包膜完整，卵巢和输卵管表面无肿瘤，腹水或腹腔冲洗液阴性
	I C	肿瘤局限在一侧或双侧卵巢/输卵管并合并以下特征之一：
T1c1 - N0 - M0	I C1	手术导致肿瘤破裂
T1c2 - N0 - M0	I C2	术前肿瘤破裂或卵巢和输卵管表面出现肿瘤
T1c3 - N0 - M0	I C3	腹水或腹腔冲洗液阳性
T2 - N0 - M0	II	局限在真骨盆的一侧或双侧卵巢/输卵管癌/原发性腹膜癌
T2a - N0 - M0	II A	肿瘤侵犯或种植于子宫/输卵管/卵巢
T2b - N0 - M0	II B	肿瘤侵犯或种植于其他盆腔脏器
T1/T2 - N1 - M0	III A	卵巢/输卵管/原发性腹膜癌伴病理证实的盆腔外腹膜或盆腔、腹膜后淋巴结转移

（续表）

TNM 8th	FIG2014	描　述
T3a2 - N0/N1 - M	ⅢA1	仅有腹膜后淋巴结阳性（细胞学或组织学证实）
	ⅢA1i	转移淋巴结最大径≤10 mm
	ⅢA1ii	转移淋巴结最大径>10 mm
T3a2 - N0/N1 - M0	ⅢA2	仅镜下可见的盆腔外腹膜转移，伴或不伴腹膜后阳性淋巴结
T3b - N0/N1 - M0	ⅢB	肉眼可见最大径≤2 cm 的盆腔外腹膜转移
T3c - N0/N1 - M0	ⅢC	肉眼可见最大径>2 cm 的盆腔外腹膜转移（包括未累及实质的肝脾被膜转移）
任一T、任一N，M1	Ⅳ	腹腔外远处转移
	ⅣA	胸腔积液细胞学阳性
	ⅣB	肝脾实质转移，腹腔外脏器转移（包括腹股沟淋巴结和腹腔盆腔外的淋巴结），肿瘤侵犯肠壁全层

注：
（1）肿瘤原发部位——卵巢、输卵管还是腹膜应尽可能明确；但是在某些情况下，可能无法确定肿瘤的原发位置，这种情况将列为"原发部位不明确"；
（2）应当记录肿瘤的组织学类型；
（3）新分期对Ⅲ期进行了修改，肿瘤扩散至腹膜后淋巴结但无腹腔内转移的患者，分期调整为ⅢA1期，这种调整的原因在于这些患者的预后显著优于发生腹腔内播散的患者；
（4）腹膜后淋巴结转移应当使用细胞学或组织学进行证实；
（5）肿瘤从大网膜扩散至脾脏（ⅢC期）应当与孤立性脾或肝实质转移相区别；
（6）肝包膜转移为Ⅲ期，肝实质转移为ⅣB期，胸水必须查到恶性细胞才能分为ⅣA期；
（7）ⅠC3：如果细胞学检查阳性，应注明是腹水还是腹腔冲洗液。

四、治疗

■ **推荐意见 9：** 初诊卵巢癌的初始治疗方案，推荐经由有经验的妇科肿瘤专科医生或妇科肿瘤多学科团队评估，依据疾病分期、耐受手术状况、是否可达满意减灭、保育意愿等因素制订（2A，首选推荐）。

四、治疗

卵巢癌治疗需要结合手术、化疗、靶向治疗等进行多学科综合治疗。对于确诊的卵巢癌选择合适的初始治疗方案对患者结局可能起重要作用。因此,需要专业的妇科肿瘤医生或多学科团队依据患者不同情况给予个体化施治。

（一）初始治疗

初始治疗流程详见下页图 4-1。

1. 初始手术

（1）总原则

- 推荐意见 10：由专业的妇科肿瘤医生进行手术,早期行全面分期手术,晚期行肿瘤细胞减灭术（2A,首选推荐）。
- 推荐意见 11：绝大多数选择开腹手术,取腹部正中直切口（2A,首选推荐）。
- 推荐意见 12：腹腔镜技术可用于经选择的患者,例如：早期疾病行分期术,评价晚期患者能否获得满意减瘤、中间型肿瘤细胞减灭术（2A,其他推荐）。

手术在卵巢癌的初始治疗中有重要意义,手术目的包括切除肿瘤、明确诊断、准确分期、判断预后和指导治疗。卵巢癌手术范

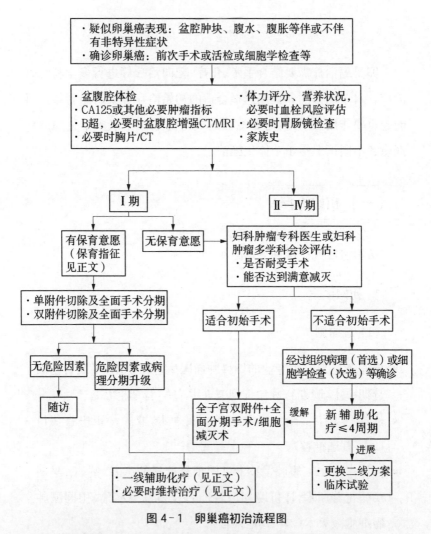

图 4-1　卵巢癌初治流程图

注：保育指征见正文，对于晚期生殖细胞瘤如为子宫及对侧卵巢正常的青少年均可考虑保育手术。

围广,难度较大,推荐由专业的妇科肿瘤医生进行手术。卵巢癌的初次手术包括全面分期手术及肿瘤细胞减灭术。临床判断为早期的患者应实施全面分期手术,明确最终的分期。临床判断为中晚期患者应行肿瘤细胞减灭术,尽可能切除肿瘤组织。此外,还有新辅助化疗后的中间型肿瘤细胞减灭术。

腹腔镜应用于早期卵巢癌全面分期手术仍存在争议[48,49];在晚期卵巢癌方面的应用主要在于明确诊断,协助判断能否满意减瘤[50]。其优势在于:①放大盆腹腔的解剖结构,更好地在直视下观察上腹部、肝脏表面、膈肌、子宫膀胱陷凹及子宫直肠陷凹的转移灶;②对无法达到满意切除的患者,可避免不必要的开腹减瘤手术;③对于不适合手术减瘤的患者,相比剖腹探查,具有创伤小、恢复快的优势,也不会推迟患者接受新辅助化疗的时间。腹腔镜检查减瘤的标准国内外尚无统一意见,但多项临床试验显示在有选择的中间型肿瘤细胞减灭术中,腹腔镜安全可行并能达到开腹手术类似的肿瘤生存期。但不论对于初始减灭术或中间型肿瘤细胞减灭术,如果无法达到满意减瘤,应及时中转开腹。

卵巢癌手术记录包括:术前上、中、下腹部探查病情描述;手术范围;完成切除手术切除情况,如未完成则残留病灶位置、主要残留病灶大小及残留病灶多少。

(2) 全面分期手术

- **推荐意见 13**:临床早期卵巢癌患者推荐行全面分期手术(2A,首选推荐)。

- 推荐意见 14：早期和低危的有保留生育功能意愿的卵巢癌患者行保留生育功能手术(2A,首选推荐)。

- 推荐意见 15：年龄≤25 岁的早期生殖细胞瘤患者不需切除临床阴性淋巴结(2A,首选推荐)。

- 推荐意见 16：怀疑或确诊黏液性癌的患者需切除外观异常的阑尾。冰冻确认的黏液性癌,临床阴性淋巴结可不切除(2A,首选推荐)。

- 推荐意见 17：对卵巢交界性肿瘤,淋巴结切除术可能提高分期,但并不影响总体生存率。大网膜切除和腹膜多点活检可使近 30% 患者提高分期并可能影响预后(2A,首选推荐)。

　　全面分期手术通常适用于临床早期卵巢癌患者(临床Ⅰ～ⅡA 期)。鉴于卵巢"隐匿"转移的特点,有相当比例的卵巢癌通过手术升级分期。因此,建议临床早期卵巢癌行全面手术病理分期,全面分期手术要点及步骤见下文。在黏液性肿瘤需要特别注意探查消化道。关于淋巴结清扫,在一项早期卵巢癌患者的研究中,系统性淋巴结清扫可提高淋巴结转移检出率(9% *vs* 22%),但并不能提高无病进展期和总生存期[51]。一项对 14 项研究的荟萃分析显示,临床Ⅰ～Ⅱ期卵巢癌患者单独盆腔淋巴结转移仅 2.9%,而单独腹主动脉旁淋巴结转移为 7.1%,合并盆腔腹主动脉淋巴结转移占 4.3%[52]。如按照病理类型统计,浆液性癌淋巴结转移发生率为 23.3%,黏液性癌为 2.6%。协作组认为相比盆腔淋巴结,早期卵巢癌更应关注腹主动脉旁特别是肾静脉下方淋巴结取样。在卵巢交界性肿瘤中,淋巴结切除能提高分期,但并不影响总生存期。各项回顾性研究结果显示,腹膜多点活检和大网膜切除对交界性肿瘤预后的影响结果并不一致。但考虑到交界性肿瘤仍然有将近30%患者通过腹膜多点活检和大网膜切除使分期升级,从而可能影响预后。因此,仍然推荐交界性肿瘤行腹膜多点活检和大网膜切除术。

全面分期手术中应该做到并记录以下步骤。

1) 进入腹腔后,首先取腹水行细胞学检查。若无腹水,以生理盐水冲洗腹盆腔,取冲洗液行细胞学检查。

2) 全面仔细探查腹盆腔内脏器,包括所有壁层腹膜表面。除可疑部位取活检外,还应对膀胱腹膜返折、子宫直肠陷凹、双侧结肠旁沟腹膜、膈下腹膜(也可使用细胞刮片进行膈下细胞学取样)进行活检。

3) 手术中尽量完整切除肿瘤,避免肿瘤破裂。原发肿瘤若局限于卵巢,应仔细检查包膜是否完整。

4) 切除全子宫和两侧卵巢及输卵管。肿瘤所在侧的骨盆漏斗韧带应行高位结扎以切除。

5) 于横结肠下切除大网膜以及任何肉眼可见病灶。

6) 术中冰冻确认的黏液性癌,如无可疑增大的淋巴结,可以不切除淋巴结。应对消化道进行全面评估,以排除消化道来源的可能。怀疑或确诊黏液性癌的患者需切除外观异常的阑尾。外观正常阑尾不需切除。

7) 应行系统性淋巴结切除术。切除盆腔淋巴结时,应切除双侧髂总血管表面及前外侧的淋巴结、髂外血管表面及内侧的淋巴结、髂内血管表面及内侧的淋巴结,以及从闭孔窝至少到闭孔神经前方的淋巴结。

8）切除腹主动脉旁淋巴结时，自下腔静脉和腹主动脉两侧剥除淋巴组织至少到肠系膜下动脉水平，最好达肾血管水平。

9）应当尽最大努力切除所有肉眼可见病灶（R0），因为这将会带来最大程度的生存获益。

（3）保留生育功能手术：部分有生育要求的患者，可以考虑保留生育功能的手术。

1）上皮性卵巢癌ⅠA 期和ⅠB 期可行单侧或双侧附件切除（保留子宫）和全面分期手术[53]。

2）上皮性卵巢癌ⅠC 期患者行保留生育功能手术时需更加谨慎，对分化为 1～2 级的患者可以考虑行保育手术，但肿瘤分化为 3 级或透明细胞癌的患者由于保育手术后复发率高，一般不适合行保留生育功能的手术[54]。

3）部分低危肿瘤（交界性肿瘤、恶性生殖细胞瘤、黏液性肿瘤或恶性性索间质肿瘤）患者，也可以考虑患侧附件切除或双侧附件切除[55]。

4）保留生育功能的卵巢癌患者行全面分期手术非常必要，手术范围包括：腹腔冲洗液细胞学检查，患侧附件切除，粘连部分（可疑）腹膜活检，大网膜切除，阑尾切除（黏液性肿瘤），盆腔及腹主动脉旁淋巴结清扫。≤25 岁的早期生殖细胞瘤患者不需切除临床阴性淋巴结[56]。

5）如术中卵巢肿块致密粘连于盆腔腹膜，需评估患者是否适宜行保留生育功能手术，因为盆腔腹膜致密粘连部位通常存在肿瘤浸润。如术中未见可疑粘连部位，仍应行多点的随机活检，盆底腹膜、结肠旁沟腹膜、膈顶腹膜等肿瘤最常种植转移部位,都应行腹膜活检。

6) 有生育要求的任何期别的恶性生殖细胞瘤,如果子宫和对侧卵巢正常,都可以保留生育功能。

(4) 晚期卵巢癌的手术

> * 推荐意见18:在初次细胞减灭术中满意减灭术是指残留病灶<1 cm,但应尽最大限度减瘤达到肉眼无残留病灶(R0)(2A,首选推荐)。
>
> * 推荐意见19:对评估初次肿瘤细胞减灭术无法达满意减灭或无法耐受初始手术,推荐新辅助化疗后的中间型肿瘤细胞减灭术(2A,其他推荐)。
>
> * 推荐意见20:晚期卵巢癌细胞减灭术,推荐仅切除术前影像学或术中探查发现的可疑和/或增大淋巴结,临床阴性淋巴结不需切除(2A,首选推荐)。

晚期卵巢癌通常是指ⅡB~Ⅳ期的卵巢癌,此类患者病灶播散范围广,常累及上腹部或实质脏器或转移至腹腔外。针对此类患者,常需要进行广泛、复杂的肿瘤细胞减灭术(debulking surgery, DS),以期最大程度地切除所有肉眼可见的肿瘤,降低肿瘤负荷,提高化疗疗效,改善预后。

如初诊患者经妇科查体及影像学检查等综合判断有可能实现满意减瘤(残存肿瘤≤1 cm),则可直接手术,称为初次肿瘤细胞减灭术(primary debulking surgery, PDS)。如判断难以实现满意减瘤或年老体弱难以耐受手术者,则在取得细胞学或组织学病理诊断后先行新辅助化疗 3～4 个周期，一般不超过 4 周期再行手术；或者初次减灭术后残存较大肿瘤，经化疗 3～4 个周期后再行手术者称为间隔（中间）型肿瘤细胞减灭术（interval debulking surgery，IDS）。

1）中间型肿瘤细胞减灭术：新辅助化疗在晚期卵巢癌患者中是否可以作为初始减瘤手术的常规替代手段尚无定论。两项多中心Ⅲ期临床试验（EORTC 55971[57]和 CHORUS[58]）表明，新辅助化疗后行瘤体减灭术可与初始减瘤手术取得相似的疗效。且与初始减瘤组相比，新辅助化疗组减瘤满意比例更高且术后并发症及死亡率更低。JCOG0602 研究[59]同样提示了新辅助化疗较直接减瘤手术范围及并发症较小，但在 2018 年 ASCO 会议更新的总生存数据分析显示，新辅助化疗患者预后不及直接减瘤的患者。目前有指南中指出，晚期卵巢癌患者中使用新辅助化疗主要适用于一般情况较差难以耐受初始减瘤手术的患者或者肿瘤负荷较大无法获得满意减瘤结局的ⅢC～Ⅳ期患者两种情况[60,61]。对于化疗不敏感的透明细胞癌、黏液性癌等不宜使用新辅助化疗，进一步扩大新辅助化疗适用指征证据尚不明确。

2）术前评估

a. 手术风险的评估：研究显示，影响卵巢癌围术期并发症发生率及死亡率的主要因素包括：年龄、内科慢性合并症、营养状态或低蛋白血症、腹水、新诊断的静脉血栓栓塞疾病（下肢静脉血栓、肺动脉栓塞）、体质指数（BMI）、手术复杂程度、疾病分期及体力状况等。在对晚期卵巢癌患者进行初次手术或新辅助化疗选择前，应充分评估上述可能影响围术期并发症的因素。

b. 病灶可切除性的评估：增强 CT 作为晚期卵巢癌可切除性评估手段具有费用低、无创伤的优势，但其缺点也比较明显，评估结果容易受影像科诊断医生及手术医生的技术影响，可重复性较差。另外，更倾向于识别不能够切除的病灶，通常会低估疾病的播散范围，对于可以获得病灶满意切除的预测性较低。国外的一些回顾性研究提示，增强 CT 检查中一些影像学特征与 CA125 等临床参数相结合能够较好预测晚期卵巢癌患者的手术结局。这些评估方法中所涉及的影像学特征主要有：肠系膜上动脉根部病灶、脾门/脾脏韧带病灶、小网膜囊病灶、肝门/肝十二指肠韧带病灶、胆囊窝/叶间裂处病灶、肾静脉以上水平的腹膜后淋巴结、广泛小肠粘连/腹膜增厚、中大量腹水等。目前采用的术前评估手段包括临床影像学评估和腹腔镜探查术。影像学评估的优点在于无创性，术前常规检查，费用较低，但受影像诊断医生及手术医生的技术影响较大，可重复性较差，评估模型交互验证未能得出一致性结论。可参考 Suidan 标准[62]（见表 4-1 和下页表 4-2）或临床实际改进评估方案[63]进行晚期卵巢癌患者术前评估。

表 4-1　Suidan 标准

临床及影像学特征	分值
年龄≥60 岁	1
CA125≥600	1
ASA 3-4	1
脾门/脾脏韧带病灶	1
肝门/肝十二指肠韧带病灶	1

（续表）

临床及影像学特征	分值
肾静脉水平以上的腹膜后淋巴结	1
广泛小肠粘连/腹膜增厚	1
中-大量腹水	2
胆囊窝/叶间裂处病灶	2
小网膜囊病灶＞1 cm	2
肠系膜上动脉根部病灶	4

表 4-2　Suidan 标准预测与残留病灶概率

总分值	肉眼残留%
0～2	45%
3～5	68%
6～8	87%
≥9	96%

　　c. 腹腔镜探查评估：腹腔镜探查在晚期卵巢癌可切除性评估中的应用具有以下优势。①放大盆腹腔的解剖结构,更好地在直视下观察上腹部、肝脏表面、膈肌、子宫膀胱陷凹及子宫直肠陷凹的转移灶；②无法达到满意切除的患者中,避免不必要的开腹减瘤手术；③对于不适合手术减瘤的患者,相比剖腹探查,腔镜探查创伤小、恢复快,不会推迟患者接受新辅助化疗的时间；④腹腔镜允许获取组织样本并做出最终的组织病理学诊断及分子生物学检测。目前,国际上较为通用的腹腔镜评估标准是由意大利 Fagotti首先提出。根据该标准,PIV≥8 分时,推荐新辅助化疗；反之则推

荐初次减瘤手术(表 4-3)。腹腔镜探查评估标准相比 CT 评估标准更容易在不同中心间进行重复、推广。目前,在欧美的一些中心中,已将腹腔镜探查评估作为评估晚期卵巢癌可切除性的常规手段。但因其仍是有创操作、费用较高,且存在潜在的穿刺口转移风险,对腹膜后淋巴结评估困难,限制其在临床上的推广应用。

表 4-3　Fagotti 腔镜评分标准

腹腔镜下所见	分值
大块/粟粒样的腹膜种植病灶	2
广泛的腹膜浸润性种植病灶及/或大部分膈面受累	2
肠系膜根部受累	2
大网膜并累及近胃大弯处	2
大肠/小肠切除可能(不包括乙状结肠切除)及/或肠襻上病灶的广泛种植	2
肿瘤侵及胃壁	2
肝脏表面病灶>2 cm	2

注:当 PIV≥8 时,对不满意减瘤(残留病灶>1 cm)PPV 为 100%。

3) 卵巢癌肿瘤细胞减灭手术中应该做到并记录以下步骤。

a. 取下腹纵切口,全面探查盆腔及腹腔的肿瘤情况。记录术前盆腔、中腹部或上腹部病灶分布的范围,以及术后每一区域病灶残留情况。

b. 切除全子宫、双附件、大网膜及所有肉眼可见的肿瘤。

c. 推荐仅切除术前影像学或术中探查发现的可疑和/或增大淋巴结,临床阴性淋巴结不需切除。

d. 肿瘤肉眼侵犯盆腔及上腹部的初治卵巢癌患者,为了达到满意的细胞减灭术,可考虑下列手术:肠切除术及阑尾切除术;膈面或其他腹膜剥除术;脾脏切除术;膀胱部分切除术及/或输尿管膀胱再吻合术;肝脏部分切除术;胃部分切除术;胆囊切除术;胰尾切除术等。

e. 在初次肿瘤细胞减灭术中,尽最大努力获得所有腹腔、盆腔及腹膜后病灶最大程度的减瘤。残留病灶<1 cm 定义为满意的细胞减灭术(R1)。如果未达到完全切除,则需记录较大残留病灶的大小以及残留病灶的数目。记录是否存在粟粒样病灶或小病灶的残留。应当尽最大努力切除所有肉眼可见病灶(R0),因为这将会带来最大限度的生存获益。

f. 术后残留病灶较小(R1)的患者是腹腔化疗潜在的获益人群。在这些患者中,应当考虑初次手术中放置腹腔化疗管。

g. 新辅助化疗的卵巢癌患者,应当在接受 3～4 个周期的化疗后进行中间型肿瘤细胞减灭术,手术时机并无前瞻性证据。如同初次细胞减灭术一样,应当尽最大努力获得最大程度的减瘤。

2. 初始全身系统治疗

上皮性卵巢癌的治疗是以手术和化疗为主的治疗原则,术后复发率较高,长期生存率低,因此有必要采取多种方法综合治疗,包括系统治疗(systemic therapy),也称全身系统治疗。全身系统治疗包括化疗、靶向、免疫、中医药治疗等。初始卵巢癌全身系统治疗主要有化疗及靶向维持治疗。

（1）化疗及靶向治疗

- 推荐意见 21：化疗是卵巢癌一线治疗重要手段，建议足量、足疗程治疗，并注意监测化疗不良反应，进行预防处理、个体化调整剂量（2A，首选推荐）。

- 推荐意见 22：静脉紫杉醇/卡铂方案仍然是目前多数晚期上皮性卵巢癌一线化疗方案（1 类，首选推荐），对符合指征患者可选择腹腔化疗、热灌注化疗、联合贝伐单抗并维持治疗（2A，其他推荐）。

- 推荐意见 23：部分早期低危患者可选择定期随访，不予化疗（详见正文第 60 页。2A，首选推荐）。

- 推荐意见 24：有 *BRCA1/2* 突变的 Ⅱ～Ⅳ期卵巢癌患者，在化疗达到完全或部分缓解完成化疗后，建议行含 PARP 抑制剂的维持治疗（1 类，首选推荐）。一线化疗已使用贝伐单抗者，建议继续贝伐单抗维持治疗（2A，首选推荐）。

1）化疗总原则

a. 在使用推荐的化疗之前，建议完善各项辅助检查，以确保各器官功能可耐受化疗。①在所有初始治疗之前，明确系统治疗目标：所有可疑ⅢC 或者Ⅳ期的卵巢癌患者，都需经过妇瘤科医生的评估，决定是否能行初始肿瘤细胞减灭术（PDS）。②有生育要求的患者，需推荐请生殖医学科专家会诊，制订合适的治疗方案。

b. 需告知患者各种化疗方式、化疗方案及药物不良反应，鼓励患者参加相关临床研究。

c. 对各种化疗方案，医生可采用对应的预处理以减少相关并发症。

d. 在化疗期间,要严密监测化疗的并发症,随访患者的血生化。根据化疗过程中出现的不良反应和治疗目标,对化疗方案及剂量进行调整,并监测远期并发症。

e. 化疗结束后,需要对治疗效果、后续治疗进行评估。

f. 目前开展的化疗药物敏感/耐药试验和分子标志物检测,在多种等效化疗方案中选择合适化疗方案。但目前的证据尚不足以替代现行的标准化疗方案(3 类证据)。

2) 初治卵巢癌、输卵管癌及原发性腹膜癌化疗原则

a. 对那些需要化疗的患者,需告知有不同的化疗方式可以选择,包括静脉化疗、静脉腹腔联合化疗、临床试验。

b. 对于选用顺铂腹腔化疗联合紫杉醇静脉及腹腔化疗方案的患者,需评估是否有可能不能耐受的基础疾病,需要正常肾功能,并告诉患者该联合方案的毒性作用可能大于静脉化疗,这些不良反应包括骨髓抑制、消化道反应、肝损、肾毒性及神经毒性等。在顺铂腹腔化疗前后需静脉水化,防止肾毒性。并在每次化疗后定期对患者进行检查,以确定是否发生骨髓抑制、脱水、电解质紊乱、重要器官不良反应(如肝肾功能异常)和其他不良反应。

3) 新辅助化疗原则:晚期卵巢癌患者新辅助化疗(neoadjuvant chemotherapy, NACT)后再施行 IDS,其疗效不差于 PDS 治疗模式。必须由妇科肿瘤医生进行评估,决定是否先行 NACT。特别是那些通过初始手术达到满意减瘤可能性不大的患者,更推荐 NACT,而不是 PDS。接受 NACT 患者的围手术期和术后并发症发生率以及病死率均更低。

a. 指征：①适用于Ⅲ/Ⅳ期患者，特别是大量胸腹水者，不适用于早期（Ⅰ～Ⅱ期）病例。②适用于对化疗敏感的高级别浆液性癌或子宫内膜样癌，不适用于对化疗不敏感的低级别浆液性癌、黏液性癌和交界性肿瘤和性索间质肿瘤。③经体检和影像学检查评估，或手术探查（包括腹腔镜探查）评估，难以达到满意减瘤者。④围手术期高危患者，如高龄、有内科合并症或无法耐受 PDS 者。⑤对特殊病例，临床高度怀疑卵巢癌但无法取得组织行病理活检者，必须有腹水细胞学诊断，且血清 CA125/CEA（比值）＞25。

b. 方案、疗程：①任何用于Ⅱ～Ⅳ期的静脉化疗方案都可以用于 NACT，一般选择静脉化疗。②在 IDS 之前使用包含贝伐单抗的化疗方案必须慎重，因为其会影响术后伤口的愈合。如果使用含贝伐单抗的 NACT 方案，在手术之前建议停用贝伐单抗至少 6 周以上。建议术后第一疗程化疗避免使用贝伐单抗。③在 3～4 个疗程 NACT 后，应考虑 IDS。④在 NACT、IDS 后，可以选择任何用于高级别浆液性腺癌（静脉或腹腔＋静脉）的化疗方案。⑤在 NACT、IDS 后，使用腹腔化疗的数据有限。下面是一个 IDS 后腹腔化疗方案：紫杉醇 135 mg/m² 静脉滴注＞3 h，D1；卡铂 AUC 6 腹腔化疗，D1；紫杉醇 60 mg/m² 腹腔化疗，D8。⑥IDS 前后至少完成 6 个疗程的化疗，包括在 IDS 之后至少 3 个疗程。如果化疗后疾病为稳定状态，且患者对化疗耐受，总疗程数可以超过 6 个疗程。

4）上皮性卵巢癌/输卵管癌/原发性腹膜癌术后辅助化疗原则（见下页表 4-4 至第 57 页表 4-5、表 4-6）

表 4-4 上皮性卵巢癌（包括少见病理类型卵巢癌）/输卵管/原发性腹膜癌一线化疗方案[a]

化疗方案[b]	用法用量	周期和疗程
紫杉醇/卡铂 3 周 1 次	紫杉醇 175 mg/m², D1；卡铂 AUC 5-6, D1	每 3 周重复，3～6 个疗程，首选推荐
静脉/腹腔紫杉醇/顺铂	紫杉醇 135 mg/m²，静脉注射,D1；顺铂 75～100 mg/m²，腹腔注射, D2；紫杉醇 60 mg/m²，腹腔注射, D8	每 3 周重复，共 6 个疗程，其他推荐
紫杉醇 1 周 1 次/卡铂 3 周 1 次	紫杉醇 80 mg/m²，D1、D8、D15；卡铂 AUC 5-6, D1	每 3 周重复，共 6 个疗程，其他推荐
多烯紫杉醇/卡铂	多西他赛 60～75 mg/m²，D1；卡铂 AUC 5-6, D1	每 3 周重复，3～6 个疗程，其他推荐
卡铂/脂质体阿霉素[c]	脂质体阿霉素 30 mg/m²，D1；卡铂 AUC 5, D1	每 4 周重复，3～6 个疗程，其他推荐
紫杉醇/卡铂/贝伐单抗+贝伐单抗维持治疗	紫杉醇 175 mg/m²，卡铂 AUC 5-6、贝伐单抗 7.5 mg/kg, D1	每 3 周重复，共 5～6 个疗程，然后贝伐单抗巩固 12 个疗程（ICON-7），高危人群其他推荐见后文
紫杉醇/卡铂/贝伐单抗+贝伐单抗维持治疗	紫杉醇 175 mg/m²，卡铂 AUC 6, D1；贝伐单抗 15 mg/kg，第 2 个周期开始, D1	每 3 周重复，共 6 个疗程，然后贝伐单抗巩固至 22 个疗程（GOG-218），高危人群其他推荐见后文

注解：a. 本表译自 NCCN Guidelines ovarian cancer V1. 2022 第 44 页，部分修改。b. 对紫杉醇过敏患者，白蛋白结合紫杉醇可作为紫杉醇的替代，但并不能消除所有的输液反应。c. Ⅲ期 MITO-2 显示脂质体阿霉素+卡铂方案与紫杉醇联合卡铂方案比较，中位 PFS 和 OS 相似，不良反应上脂质体阿霉素发生血小板减低等血液学毒性、手足黏膜皮肤反应更高，而发生神经毒性和脱发率低，且考虑到上海市医保政策，在充分知情后，仅在部分神经毒性高危或担心脱发的部分患者中作为其他推荐的替代。

表 4-5　老年患者（年龄＞70 岁）和/或有合并症的患者

化疗方案	用法用量	周期和疗程
紫杉醇/卡铂 3 周 1 次	紫杉醇 135 mg/m², D1；卡铂 AUC 5，D1	每 3 周重复，3～6 个疗程
紫杉醇周疗/卡铂周 1 次	紫杉醇 60 mg/m²，D1；卡铂 AUC 2，D1	每周重复，共 18 周

表 4-6　上皮性卵巢/输卵管/原发性腹膜癌初始化疗方案[a]

病理	分期	首选方案	其他推荐方案	某些情况下有效方案
高级别浆液性癌	I～IV期	● 紫杉醇/卡铂，3 周 1 次，6 个疗程（I 类）或 ● 紫杉醇/卡铂/贝伐单抗＋贝伐单抗维持（高危情况[b]推荐）	● 紫杉醇 1 周 1 次/卡铂 1 周 1 次 ● 卡铂/脂质体阿霉素（紫杉醇过敏） ● 多烯紫杉醇/卡铂	● 腹腔化疗（II～III期满意减灭后） ● 卡铂单药（年龄＞70 岁和/或有合并症患者）
癌肉瘤	I～IV	● 紫杉醇/卡铂，3 周 1 次，6 个疗程 ● 紫杉醇/卡铂/贝伐单抗＋贝伐单抗维持（高危情况[b]推荐）	● 紫杉醇 1 周 1 次/卡铂 1 周 1 次或 3 周 1 次 ● 卡铂/脂质体阿霉素（紫杉醇过敏） ● 多烯紫杉醇/卡铂	● 卡铂/异环磷酰胺 ● 顺铂/异环磷酰胺 ● 紫杉醇/异环磷酰胺（2B 证据） ● 腹腔化疗（II～III期满意减灭术后） ● 卡铂单药（年龄＞70 岁和/或有合并症患者）
子宫内膜样癌 G1/低级别浆液性癌	I A、I B	随访		
	I C	● 紫杉醇/卡铂，3 周 1 次，3～6 个疗程	● 观察（2B 证据） ● 内分泌治疗（2B 证据）	

（续表）

病理	分期	首选方案	其他推荐方案	某些情况下有效方案
子宫内膜样癌 G1/低级别浆液性癌	Ⅱ～Ⅳ	• 紫杉醇/卡铂，3 周 1 次 • 紫杉醇/卡铂/贝伐单抗＋贝伐单抗维持（高危情况[b]推荐） • 内分泌治疗（芳香化酶抑制剂，2B 证据）	• 紫杉醇 1 周 1 次/卡铂 1 周 1 次 • 卡铂/脂质体阿霉素（紫杉醇过敏） • 多烯紫杉醇/卡铂 • 内分泌治疗（亮丙瑞林、三苯氧胺，2B 证据）	卡铂单药（年龄＞70 岁和/或有合并症患者）
子宫内膜样腺癌 G2/G3	G₂，ⅠA/B	• 紫杉醇/卡铂，3 周 1 次，3～6 个疗程 • 随访		
	G₂ⅠC，G₃ⅠA/B/C	紫杉醇/卡铂，3 周 1 次，3～6 个疗程	• 卡铂/脂质体阿霉素（紫杉醇过敏） • 多烯紫杉醇/卡铂	卡铂单药（年龄＞70 岁和/或有合并症患者）
	G₂/₃，Ⅱ～Ⅳ	• 紫杉醇/卡铂，3 周 1 次 • 紫杉醇/卡铂/贝伐单抗＋贝伐单抗维持（高危情况[b]推荐）	• 紫杉醇 1 周 1 次/卡铂 1 周 1 次 • 卡铂/脂质体阿霉素（紫杉醇过敏） • 多烯紫杉醇/卡铂	• 腹腔化疗（Ⅲ期满意减灭术后） • 卡铂单药（年龄＞70 岁和/或有合并症患者）
透明细胞癌	ⅠA	紫杉醇/卡铂，3 周 1 次，3～6 个疗程或随访		

（续表）

病理	分期	首选方案	其他推荐方案	某些情况下有效方案
透明细胞癌	ⅠB～ⅠC	紫杉醇/卡铂，3周1次，3～6个疗程		
	Ⅱ～Ⅳ	• 紫杉醇/卡铂，3周1次 • 紫杉醇/卡铂/贝伐单抗＋贝伐单抗维持（高危情况^b推荐）	• 紫杉醇1周1次/卡铂1周1次 • 卡铂/脂质体阿霉素（紫杉醇过敏） • 多烯紫杉醇/卡铂	• 腹腔化疗（Ⅲ期满意减灭术后） • 卡铂单药（年龄＞70岁和/或有合并症患者）
黏液性癌	ⅠA、ⅠB	随访		
	ⅠC	• 5－FU/甲酰四氢叶酸/奥沙利铂 • 卡培他滨/奥沙利铂 • 紫杉醇/卡铂，3周	• 卡铂/脂质体阿霉素 • 多烯紫杉醇/卡铂	• 卡铂单药（年龄＞70岁和/或有合并症）
	Ⅱ～Ⅳ	• 5－FU/甲酰四氢叶酸/奥沙利铂＋－贝伐单抗（贝伐单抗为2B证据） • 卡培他滨/奥沙利铂＋－贝伐单抗（贝伐单抗为2B证据） • 紫杉醇/卡铂，3周＋－贝伐单抗	• 卡铂/脂质体阿霉素 • 多烯紫杉醇/卡铂 • 紫杉醇1周1次＋卡铂	• 卡铂单药（年龄＞70岁和/或有合并症）

（续表）

病理	分期	首选方案	其他推荐方案	某些情况下有效方案
交界性肿瘤	无浸润种植病灶	随访		
	有浸润种植	相应同类型癌处理		

a. 本表译自 NCCN Guidelines ovarian cancer V1. 2022 并做部分修改合并。b. 高危情况指：Ⅲ期有残留病灶、Ⅳ期患者。

  a. 经全面分期手术后确定为ⅠA 或ⅠB 期低级别浆液性癌、ⅠA 或ⅠB 期 G_1 子宫内膜样癌、ⅠA 或ⅠB 期黏液性癌术后可观察。

  b. ⅠA 和ⅠB 期 G_2 的子宫内膜样癌、ⅠA 期透明细胞癌、ⅠC 期低级别浆液性癌、ⅠC 期 G_1 子宫内膜样癌、ⅠC 期黏液性癌患者，术后可观察也可化疗。

  c. Ⅰ期中，除高级别浆液性癌化疗 6 个疗程，其他Ⅰ期病理类型推荐化疗疗程为 3～6 个疗程，Ⅱ～Ⅳ期所有类型肿瘤均推荐 6 个疗程。

  d. 对Ⅱ～Ⅲ期达到满意减灭术的晚期患者，可给予腹腔灌注化疗。

  e. 紫杉醇联合卡铂仍是上皮性卵巢癌一线化疗的标准方案和首选方案。

  f. 依据Ⅲ期临床试验紫杉醇联合卡铂方案作为癌肉瘤的初始化疗首选方案。

5) 腹腔热灌注化疗：腹腔热灌注化疗(hyperthermicintraperitoneal chemotherapy, HIPEC)是一种新型的腹腔化疗,肿瘤细胞(40～43 ℃)与正常细胞(45 ℃)具有不同的温度耐受性,利用肿瘤细胞不耐热,易在高热环境下变性坏死,来杀死肿瘤细胞及微小转移病灶。

a. 适应证：卵巢癌(包括少见类型的卵巢肿瘤)初治行 IDS 后。2018 年发表的Ⅲ期随机对照研究,将 HIPEC 用于 IDS 患者结果显示,手术＋术中 HIPEC(顺铂 100 mg/m^2)较单独手术组中位 PFS(14.2 月 vs 10.7 月, $P=$0.003)和 OS(45.7 月 vs 33.9 月, $P=$0.02)均获得显著延长[64]。目前我国多家中心正在探索术后多次 HIPEC,推荐患者参加相应临床试验。②腹膜假性黏液瘤(2A,首选推荐),HIPEC 是腹膜假性黏液瘤联合减灭术的首选治疗方式。

b. 禁忌证：肠梗阻;腹膜腔内广泛粘连;腹腔有明显炎症;可能存在术后吻合口愈合不良的高危因素,包括吻合口组织水肿、缺血、张力明显、严重低蛋白血症等;心脏、肾脏、肝脏和脑等主要器官功能障碍;严重凝血功能障碍;胆汁阻塞及输尿管梗阻。年龄≥75 岁为相对禁忌证。

6) 腹腔化疗：对于满意减瘤的Ⅲ期患者,还可以选择静脉/腹腔联合化疗方案[65]。GOG‐0172 研究腹腔化疗方案[65]：紫杉醇 135 mg/m^2,静脉滴注 3h 或 24 h, D1;顺铂 75～100 mg/m^2 腹腔注射,D2;紫杉醇 60 mg/m^2 腹腔注射,D8;每 3 周重复一次,共 6 个周期。静脉/腹腔方案的白细胞减少、感染、乏力、肾脏毒性、腹痛和神经毒性发生率较高且程度更严重,还伴有导管相关并发症的风险,有相当部分患者无法完成 6 个周期静脉/腹腔联合化疗。因此,应注意选择合适患者接受静脉/腹腔化疗。顺铂腹腔化疗前后注意给予水化可预防肾脏毒性。若接受静脉/腹腔化疗患者无法耐受,可转为静脉化疗。GOG252 研究显示,在化疗联合贝伐单抗基础上,卡铂或顺铂腹腔化疗与静脉化疗相比,无病进展期和总生存期均无差异[66]。上海市妇科肿瘤协作组的一项腹腔化疗随机对照研究显示,依托泊苷+顺铂腹腔化疗延长无疾病进展生存期[67]。

(2)激素治疗:主要应用于低级别浆液性癌和子宫内膜样癌、侵袭性交界性肿瘤、恶性性索间质肿瘤,是初治、初治后维持治疗、复发患者除了化疗外的另一个选择。主要药物是芳香化酶抑制剂(阿那曲唑、来曲唑、依西美坦)、醋酸亮丙瑞林、他莫昔芬、氟维司群等。2021 年 NCCN 指南将芳香化酶抑制剂作为ⅠC～Ⅳ期的低级别浆液性癌和 G_1 卵巢子宫内膜样癌除了 TC 化疗外另一个首选的治疗方案之一,显示了内分泌治疗对于这类肿瘤的重要性。

(3)贝伐单抗:依据 GOG218 和 ICON7 两项研究在初始治疗的高危晚期卵巢癌患者(Ⅲ期未达 R0 切除、Ⅳ期、特殊少见类型的Ⅱ～Ⅳ期)可选择化疗联合贝伐单抗并以贝伐单抗的维持治疗(2A 证据)。在新辅助化疗中如果使用贝伐单抗,建议停药与手术间隔 6 周。贝伐单抗使用中不良反应有高血压、蛋白尿等,经对症处理临床可控,但是应关注其消化道穿孔等严重不良反应,用药前消化道穿孔风险较高(肠道受累、合并肿瘤导致的肠梗阻等)的患者不推荐使用贝伐单抗。

对两项使用贝伐单抗用于一线治疗的临床试验进行亚组分析

和探索性分析后对贝伐单抗应用建议如下：

1）Ⅳ期、Ⅲ期非 R0、未行肿瘤细胞减灭术等高复发风险人群的 OS 显著获益。

2）亚组分析显示腹水患者 OS 显著获益。

3）探索性分析显示 *BRCA* 野生型患者加用贝伐单抗与 PFS 延长相关，但目前还没有充分证据显示可用 *BRCA* 或同源重组修复缺陷基因突变状态判断贝伐单抗一线治疗获益人群。

4）化疗时联用贝伐单抗，建议停化疗后继续贝伐单抗维持治疗。初始化疗未用贝伐单抗，停化疗后再用贝伐单抗维持治疗，目前无数据证明。

5）初始化疗联用贝伐单抗，并不影响复发时再使用贝伐单抗。

（4）多腺苷二磷酸核糖聚合酶抑制剂维持治疗：目前国内已有多款 PARP 抑制剂上市。截至 2021 年 7 月，奥拉帕利[68,69]和尼拉帕利[70]已获得我国 NMPA 批准用于一线卵巢癌化疗后维持治疗。对于Ⅰ期卵巢癌目前暂无相关证据，专家组尚不推荐化疗后的 PARP 抑制剂维持治疗。推荐晚期卵巢癌（Ⅱ～Ⅳ）初始化疗后达到完全缓解或部分缓解的患者，依据下页表 4－7 中基因变化（*BRCA1/2* 突变和同源重组修复缺陷状态）和化疗时是否联合贝伐单抗选择合适维持治疗方案。目前对与Ⅱ期和少见类型患者中 PARP 抑制剂维持治疗的数据还很有限。PARP 抑制剂使用中应注意检测血常规、肝肾功能、血压等，并根据不良反应情况适当调整剂量。

表 4-7 Ⅱ～Ⅳ期卵巢癌初始治疗后 CR/PR 的维持治疗

生物标志物状态	初始化疗中未使用贝伐单抗	初始化疗中使用贝伐单抗
BRCA1/2 突变	奥拉帕利(1 类)	奥拉帕利＋贝伐单抗(1 类,首选推荐)
	尼拉帕利(1 类)	奥拉帕利或尼拉帕利(2A,SOLO1 和 PRIMA 试验外推)
	随访(仅限于Ⅱ期,CR 患者,2A)	贝伐单抗维持(仅Ⅲ～Ⅳ,不作推荐)
BRCA1/2 野生型,HRD 阳性	尼拉帕利(2A)	奥拉帕利＋贝伐单抗(1 类)
	贝伐＋奥拉帕利(不作推荐,来自 PAOLA-1 试验外推)	贝伐单抗(2A,仅限Ⅲ～Ⅳ期)
	随访(2A,对 CR 患者)	尼拉帕利(不作推荐,来自 PRIMA 试验外推)
BRCA1/2 野生型,HRD 阴性或未知	随访(2A, CR 患者)	贝伐单抗(2A,仅限Ⅲ～Ⅳ期)
	尼拉帕利(2A 类)	尼拉帕利(不作推荐,来自 PRIMA、PRIME 试验外推)

注:本表译自 NCCN Guideline ovarian cancer V1,2022,并作部分修改。CR:完全缓解;PR 部分缓解;PARP 为多腺苷二磷酸核糖聚合酶;HRD 为同源重组缺陷;BRCA 为乳腺癌易感基因。

3. 不全分期手术的处理

若患者接受了不全分期手术(指子宫、附件、大网膜未切除,分期记录不完整、有残留病灶),转诊后治疗应有专业妇科肿瘤医生进行评估,如了解家族史、进行基因检测,了解影像学资料、手术记录,以及行病理及完善相关检查。没有任何残留病灶证据的上皮性卵巢癌患者,若计划进行辅助化疗,则无需进一步手术分期。

（二）复发治疗

- 推荐意见 25：卵巢癌复发的治疗,在注重治疗疗效的同时兼顾患者生活质量,注意治疗不良反应的处理,强调全程管理（2A,首选推荐）。

- 推荐意见 26：铂敏感复发患者,经评估可耐受手术并能达到 R0 切除者,评估适合二次减灭术手术其他条件的,可考虑二次减灭术（2A,首选推荐）。

- 推荐意见 27：对接受姑息治疗的晚期卵巢癌患者,如有必要可行辅助性手术（2A,其他推荐）。

- 推荐意见 28：铂敏感患者推荐含铂两药方案化疗（1 类,首选推荐）,无禁忌证患者可加用贝伐单抗,并在化疗后继续维持。化疗达完全或部分缓解患者推荐 PARP 抑制剂维持治疗（2A,首选推荐,*BRCA1/2* 突变患者为 1 类证据）。

- 推荐意见 29：铂耐药患者推荐单药方案化疗（2A,首选推荐)或参加临床试验,或依据基因检测适应证的靶向、免疫治疗。

复发卵巢癌治疗流程详见下页图 4-2。

卵巢癌复发率高,在提倡治疗的同时兼顾患者生活质量改善,

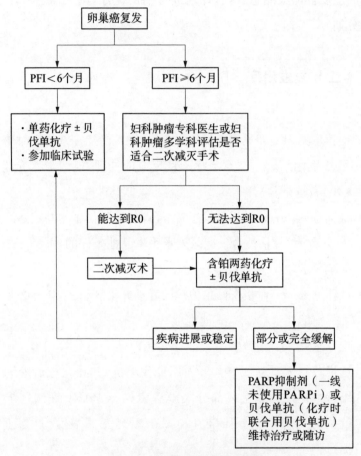

图 4-2　复发卵巢癌治疗流程

注意治疗不良反应的处理,特别强调全程管理。尽管一线靶向维持治疗的应用给铂敏感判断较以往有了一定的变化,但目前专家组仍然认为依据无铂间期(platinum-free interval,PFI),将卵巢癌复发分成两类是可行的。①铂耐药复发:肿瘤在铂类为基础的一线治疗中无效（铂类难治型），或化疗有效但无化疗间隔＜6个月复发者（铂耐药型）；②铂敏感复发：肿瘤在铂类为基础的化疗中有效，无化疗间隔≥6个月复发者。根据复发类型不同，其治疗方案不同。

1. 总体原则

（1）初始治疗或维持治疗后进展，或呈持续性或稳定性疾病，或完全缓解停化疗＜6个月复发，可选择参加临床试验、支持治疗或按铂耐药复发治疗[71]。

（2）完全缓解停化疗≥6个月复发

1）对于初始治疗没有化疗的患者，不论是 CA125 升高或临床复发，均按初治患者处理。

2）影像学和/或临床复发者，选择合适的病例考虑二次减灭术。术后首选以铂为基础的联合化疗（1 类证据）[72]、或参加临床试验、或按复发治疗和/或支持治疗。贝伐单抗可用于复发患者（特别是合并腹水者），在铂敏感或铂耐药的患者中都有效[73]。对于少数局部复发、不适宜手术的患者，也可考虑姑息性局部放疗（2B，其他推荐）。持续性或复发性疾病治疗后，可选择参加临床试验或维持治疗（CR/PR 者）或观察。对于 MSI－H 或 dMMR 或 TMB≥10 个突变/百万碱基，可以考虑使用免疫检查点抑制剂治疗（2A，如帕姆单抗等有适应证的 PD－1/PD－L1 抗体）。

3）若仅为 CA125 升高（生化复发），可选择推迟到临床复发再治疗，或立即按复发疾病治疗（2B 类证据）或参加临床试验。从

CA125 升高到出现临床复发征象的中位时间是 2～6 个月,现有的数据显示生化复发后立即进行治疗并无生存获益,他莫昔芬、其他激素类药物治疗都可作为推迟治疗期间可接受的治疗方式(2B 类证据)。

2. 复发性卵巢癌的手术

(1) 二次减灭术:对完成初次或间隔减灭术并接受化疗后复发的患者,进行二次肿瘤细胞减灭术。在符合以下条件的患者中可考虑实施二次减灭术:①铂敏感复发患者,即一线化疗末次治疗结束后至复发的间隔时间＞6 个月者;②一般情况良好;③无腹水;④孤立或有限病灶可以完整切除者;⑤除了通过影像学检查,也可以采用腹腔镜评估能否完整切除病灶达到 R0 切除。二次减灭术可选择开腹或微创方式。

2019 年,《新英格兰医学杂志》发表了一项Ⅲ期随机对照研究(GOG - 0213)[74],对比铂敏感复发卵巢癌二次手术后再化疗与直接化疗对生存的影响,结果发现:两组患者的中位 OS 时间和中位 PFS 时间均无统计学差异;即使达到 R0 切除,也不影响患者的预后。这一结果改变了既往对铂敏感复发卵巢癌实施二次减灭术意义的认知。2020 年 ASCO 会议又公布了两项评价二次减灭术治疗铂敏感复发性卵巢癌的随机对照研究结果。一项为国际多中心研究(DESKTOP Ⅲ)[75],其结果显示二次减灭术联合化疗组患者的中位 OS 时间与中位 PFS 时间均优于单纯化疗组;亚组分析显示,二次减灭术只有达到 R0 切除才有 OS 获益。另一项Ⅲ期随机对照研究(SOC - 1)来自我国[76],研究显示二次减灭术达到 R0 切除可有生存获益。DESKTOP Ⅲ中采用AGO评分(表4-8)作为二次细胞减灭术的入组条件,SOC1研究采用iModel作为评分标准,见表4-9。

表4-8 AGO评分

AGO评分(铂敏感复发)
ECOG体格评分为0~1分
初始手术无残留病灶
无腹水(影像或B超测量<500 ml)

表4-9 iModel评分

影响因素	评分[a]					
	0	0.8	1.5	1.8	2.4	3.0
FIGO分期	Ⅰ/Ⅱ	Ⅲ/Ⅳ				
初治后RD[b]	0		>0			
PFI(月)	≥16				<16	
ECOG体格评分[b]	0~1				2~3	
复发时CA125(U/ml)	≤105			>105		
复发时腹水[b]	无					有

注:FIGO,国际妇产科联盟。RD:残留病灶。PFI:无铂间期。ECOG:美国东部肿瘤协作组。a. Low-risk:≤4.7;high-risk:>4.7,b.妇科肿瘤协作组评分系统。

(2)辅助性姑息手术:对接受姑息治疗的晚期卵巢癌患者,如有必要可行辅助性姑息手术。合并胸腹水者行胸腔或腹腔穿刺引流术;肿瘤压迫或侵犯输尿管导致肾盂输尿管积水时可考虑放置输尿管支架或肾造瘘术;肿瘤侵犯肠道导致肠穿孔可考虑近端造瘘术;盆底肿瘤压迫或侵犯直肠导致大便困难或直肠阴道瘘者可考虑结肠造瘘术。

3. 复发性卵巢癌、输卵管癌与腹膜癌的化疗

(1)原则

1)提供初始治疗的详细过程、化疗方案,包括化疗药品毒性数据、剂量、方案、剂量调整。

2)须告知患者:①可以参加相关的临床研究。②对患者目前的一般状况、脏器功能、生活状态进行评估,看是否能耐受后续治疗。③要详细告知患者及家属各种治疗方案及其可能的获益和风险。

3)对复发或未控的患者在开始治疗前,推荐进行肿瘤分子检测。

4)临床医生需熟悉化疗药物的代谢过程以及不良反应的处理。由于复发患者多数既往已接受多次化疗,患者更容易在后续的化疗中出现骨髓抑制。多次卡铂和/或顺铂的使用,使得这些患者发生过敏反应的风险会增加,其中卡铂在使用 6 次以后发生过敏反应的概率会增加。因此,临床医生需要针对患者情况进行个体化地调整化疗药物的剂量。

5)医生需要与患者及家属讨论所选择化疗方案的不良反应和潜在获益,对患者的宣教应包括不良反应的监测、不良反应的预防和应对,以降低并发症的严重程度,缩短并发症的持续时间。

（2）铂敏感复发化疗：铂敏感复发性上皮性卵巢癌（包括少见病理类型）/输卵管癌/原发性腹膜癌的推荐治疗方案见表4-10。

表4-10　铂敏感复发性上皮性卵巢癌（包括少见病理类型）/输卵管癌/原发性腹膜癌的推荐治疗方案[a]

	首选方案	备选方案
化疗	卡铂 卡铂/吉西他滨[77]±贝伐单抗[78] 卡铂/脂质体阿霉素[79]±贝伐单抗 卡铂/紫杉醇[71]±贝伐单抗[80] 卡铂/白蛋白结合紫杉醇 顺铂 顺铂/吉西他滨[72] 黏液癌： ● 5-FU/甲酰四氢叶酸/奥沙利铂±贝伐单抗（贝伐单抗是2B类证据） ● 卡培他滨/奥沙利铂±贝伐单抗（贝伐单抗是2B类证据） 透明细胞癌：伊立替康/顺铂	卡培他滨 环磷酰胺 异环磷酰胺 伊立替康 美法仑 奥沙利铂 白蛋白结合紫杉醇 培美曲塞 索拉非尼/拓扑替康 长春瑞滨
靶向治疗	贝伐单抗[81,82] 奥拉帕利[83]b 尼拉帕利[84]c 氟唑帕利d 帕米帕利e	尼拉帕利/贝伐单抗[88] 帕唑帕尼（2B类证据，我国目前尚无卵巢癌适应证） 恩曲替尼或拉罗替尼（NTPK基因融合阳性肿瘤，我国未上市）曲美替尼（低级别浆液性癌）

（续表）

	首选方案	备选方案
激素治疗		芳香化酶抑制剂（阿那曲唑、依西美坦、来曲唑） 醋酸亮丙瑞林 醋酸甲地孕酮 他莫昔芬 氟维司群（低级别浆液性癌瘤）
免疫治疗		帕姆单抗（MSI-H/dMMR实体瘤/TMB≥10个突变/百万碱基）

注：a.本表译自 NCCN Guidelines ovarian cancer V1.2022 第 45 页，部分修改。b.适用于胚系 BRCA 致病突变的卵巢癌经过二线及以上化疗治疗的患者。c.适用于三线及以上化疗后复发并含同源重组修复缺陷的患者（包括：胚系或体系 BRCA 致病或疑似致病突变；基因组不稳定并距离末次含铂化疗超过 6 个月）。d.适用于既往经过二线及以上化疗的伴有胚系 BRCA 突变(gBRCAm)的铂敏感复发性卵巢癌、腹膜癌、输卵管癌。e.用于治疗既往接受过至少二线化疗、伴有胚系 BRCA(gBRCA)突变的晚期卵巢癌、腹膜癌、输卵管癌。

（3）铂耐药复发化疗：铂耐药复发性上皮性卵巢癌（包括少见病理类型）/输卵管癌/原发性腹膜癌的推荐治疗方案见表 4-11。

表 4-11　铂耐药复发性上皮性卵巢癌（包括少见病理类型）/输卵管癌/原发性腹膜癌的推荐治疗方案[a]

	首选方案	备选方案
化疗	脂质体阿霉素[94,95] 脂质体阿霉素/贝伐单抗[96] 紫杉醇（周疗）[97] 紫杉醇（周疗）/贝伐单抗[96] 拓扑替康[98,99] 拓扑替康/贝伐单抗[96]	卡培他滨 环磷酰胺 异环磷酰胺 伊立替康 美法仑 奥沙利铂

（续表）

	首选方案	备选方案
化疗	依托泊苷（口服）[93] 吉西他滨[94,95] 环磷酰胺（口服）/贝伐单抗[91] 多西他赛[92]	白蛋白结合紫杉醇 培美曲塞 索拉非尼/拓扑替康 长春瑞滨
靶向治疗	奥拉帕利[b] 尼拉帕利[c] 帕米帕利[d] 贝伐单抗[e]	恩曲替尼或拉罗替尼（NTPK 基因融合阳性肿瘤，我国未上市，建议参加临床试验） 曲美替尼（低级别浆液性癌）
激素治疗		芳香化酶抑制剂（阿那曲唑、依西美坦、来曲唑） 醋酸亮丙瑞林 醋酸甲地孕酮 他莫昔芬 氟维司群（低级别浆液性癌）
免疫治疗		帕姆单抗（MSI - H/dMMR 实体瘤/TMB ≥ 10 个突变/百万碱基）

注：a. 本表译自 NCCN Guidelines ovarian cancer V1. 2022 第 46 页，部分修改。b. 适用于胚系 BRCA 致病突变的卵巢癌经过二线以及以上化疗治疗的患者。c. 适用于三线及以上化疗后复发并含同源重组修复缺陷的患者（包括：胚系或体系 BRCA 致病或疑似致病突变；基因组不稳定并距离末次含铂化疗超过 6 个月）。d. 用于治疗既往接受过至少二线化疗、伴有胚系 BRCA（gBRCA）突变的晚期卵巢癌、腹膜癌、输卵管癌。e. 对肠梗阻和肠道有累及慎用，增加肠穿孔风险。

4. 靶向治疗

（1）贝伐单抗：多项Ⅲ期临床研究显示贝伐单抗在复发性卵巢癌中作用。AURELIA 试验[96]显示在铂耐药患者中，贝伐单抗联合化疗较化疗组延长 PFS(6.7 *vs* 3.4 个月),OS 改善未达统计学差异(16.6 *vs* 13.3 个月,*P* < 0.174)。OCEANS[78]和 GOG - 0213[80]试验均评价了铂敏感患者化疗基础上联合贝伐单抗疗效,结果均显示联合贝伐单抗延长 PFS。OCEANS 未显示联合贝伐单抗在总生存期上获益,而 GOG - 0213 显示联合贝伐单抗在总生存期上有获益趋势(42.2 *vs* 37.3,*P* = 0.056)。专家组推荐用于铂耐药和铂敏感复发的方案见上文表 4 - 11(本书第 72~73 页)。

1)复发治疗可加入贝伐单抗(2A 类证据),特别是合并腹水者。

2)先前化疗联合贝伐单抗者,可继续贝伐单抗维持。

3)如果对化疗有应答,贝伐单抗可作为维持治疗直至进展或出现不可接受不良反应。改用 PARPi 维持时停用贝伐单抗。

(2)铂耐药卵巢癌小分子抑制剂及联合方案进展:近年来多项前瞻性研究显示,抗血管生存小分子抑制剂及联合方案在铂耐药卵巢癌中起作用。一项 Ⅱ 期 TRIAS 试验入组铂耐药卵巢癌复发患者随机接受拓扑替康(1.25 mg/m², D1~D5)联合索拉菲尼或安慰剂(400 mg,2 次/d,D6~D15)三周一次,6 周期后,索拉菲尼或安慰剂维持一年[100]。与拓扑替康联合安慰剂相比,拓扑替康联合索拉菲尼显著延长 PFS(6.7 *vs* 4.4 个月,*HR* = 0.6,*P* = 0.001 8)患者。近期一项研究对比吉西他滨联合 Adavosertib(WEE1)和吉西他滨联合安慰剂治疗铂耐药卵巢癌[101],结果显示 Adavosertib 组延长 PFS,客观缓解率两组分别是 23% 和 6%;其次是无疾病进展生存期,分别是 4.6 个月和 3.0 个月,疾病进展风险下降了 45%;最后是中位总生存时间,分别是 11.4 个月和 7.2 个月。其他小分子抑制剂及其联合方案也在铂耐药复发卵巢癌治疗上显示一定疗效,相关研究进展见表4-12。考虑到帕唑帕尼未在我国获得卵巢癌适应证,研究显示帕唑帕尼联合紫杉醇较单药紫杉醇未能延长PFS[102],协作组尚不推荐帕唑帕尼作为铂耐药卵巢癌治疗用药。

表4-12 小分子抑制剂及联合方案用于铂耐药治疗方案进展

方案	ORR(%)或PFS	DCR(%)	病例数	参考文献
阿帕替尼	41.4	68.9	29	[103]
阿帕替尼＋依托泊苷	54	86	35	[104]
索拉菲尼＋拓扑替康	PFS 6.7个月(索拉菲尼组)对比4.4个月(安慰剂组)客观缓解率:31% *vs* 12%($P=0.036$)	—	174例随机对照1:1分配	[100]
Adavosertib＋吉西他滨	Adavosertib组与安慰剂对比PFS分别为4.6和3.0($P=0.015$),客观缓解率分别为23%和6%	—	119例患者2:1随机分组	[101]
安罗替尼	29.2	75.0	24	2021 ASCO, Online Publication # e17524
安罗替尼＋培美曲塞	33.3	100	27	2021 ASCO, Poster Session ♯5533

（3）PARP 抑制剂：目前国内外已批准上市的 PARP 抑制剂用法见下页表 4 - 13,可用于如下复发患者。

1）复发治疗后维持治疗：对于含铂化疗方案达到完全缓解（CR）或部分缓解（PR）的铂敏感复发患者,推荐 PARP 抑制剂维持治疗（2A,首选推荐）。对 *BRCA* 突变患者和 *BRCA* 野生型/HRD 阳性患者,PARP 抑制剂用于化疗后维持治疗为 1 类证据、首选推荐。

铂敏感复发治疗后缓解者,化疗联合贝伐单抗者停化疗后可继续使用贝伐单抗进行维持治疗。对于铂敏感复发完成≥二线含铂化疗、特别是有 *BRCA* 突变者,以及以前没用过 PARP 抑制剂者,可使用尼拉帕利、奥拉帕利、氟唑帕利维持治疗[105,106]。以前用过 PARP 抑制剂或复发后用过贝伐珠单抗者,再使用 PARP 抑制剂的资料有限。而复发阶段使用贝伐单抗联合化疗的患者,在维持中是否联合 PARP 抑制剂和贝伐单抗,目前尚无直接证据,专家组目前尚不推荐联合贝伐单抗和 PARPi 用于复发患者化疗缓解后的维持治疗。

2）复发性卵巢癌的后线治疗：推荐经二线及以上化疗 *BRCA* 突变的铂敏感复发卵巢癌患者可用奥拉帕利单药治疗（2A）；经三线及以上化疗 HRD 阳性的铂敏感复发卵巢癌患者可用尼拉帕利单药治疗（2A）；经二线及以上化疗胚系 *BRCA* 突变的铂敏感复发卵巢癌患者可用氟唑帕利或帕米帕利单药治疗（2A）。

推荐对铂耐药复发卵巢癌患者,可考虑符合适应证的奥拉帕利、尼拉帕利、帕米帕利单药治疗。

表 4-13 PARP 抑制剂的用法*

方案	用途	用法	起始时间	停药时间
奥拉帕利＋贝伐单抗[92]	初始化疗包括贝伐单抗的维持治疗	奥拉帕利 300 mg，2 次/d；贝伐珠单抗：15 mg/kg，1 次/21 d	化疗结束后患者经过评估达到部分缓解或完全缓解，血常规恢复正常后尽早开始用药，一般在化疗结束后 4～8 周	持续使用至疾病进展或不可耐受 2 年（奥拉帕利）/15 个月（贝伐单抗）
奥拉帕利[93,95]	初始化疗后维持治疗	300 mg，2 次/d	化疗结束后患者经过评估达到部分缓解或完全缓解，血常规恢复正常后尽早开始用药，一般在化疗结束后 4～8 周	持续使用至疾病进展或不可耐受 CR 达 24 个月，PR 可超过 24 个月
	复发化疗后维持治疗			持续使用至疾病进展或不可耐受
	后线治疗		肿瘤标志物和影像学评估（有其他远处转移者酌情评价该处转移灶），为后续评价疗效提供基线情况。临床禁证实即可开始使用	
尼拉帕利[94,96,97]	初始化疗后维持治疗	基线体重≥77 kg 且血小板计数≥150×10⁹/L 者起始剂量为 300 mg，1 次/d；其	化疗结束后患者经过评估达到部分缓解或完全缓解，血常规恢复正常后尽早开始用药，一般在化疗结束后 4～8 周	持续使用至疾病进展或不可耐受 36 个月

（续表）

方案	用途	用法	起始时间	停药时间
尼拉帕利[94,96,97]	复发化疗后维持治疗	余患者起始剂量为 200 mg,1 次/d	肿瘤标志物和影像学评估(有其他远处转移者酌情评估该处转移灶),为后续评价疗效提供基线情况,临床评估肿瘤复发,无用药禁忌证即可开始使用	持续使用至疾病进展或不可耐受
	后线治疗			
氟唑帕利	复发化疗后维持治疗	150 mg,2 次/d	患者应在含铂化疗结束后,患者经过评估达到部分缓解或完全缓解,血常规恢复正常后的 4~8 周内开始本品治疗	持续使用至疾病进展或不可耐受
	后线治疗[107]	150 mg,2 次/d	适用于既往经过二线及以上化疗的伴有胚系 BRCA 突变($gBRCAm$)的铂敏感复发性卵巢癌、输卵管癌或原发性腹膜癌患者的治疗,临床评估肿瘤复发,无用药禁忌证即可开始使用	持续使用至疾病进展或不可耐受
帕米帕利	后线治疗	60 mg,2 次/d	适用于既往经过二线及以上化疗的伴有胚系 BRCA 突变($gBRCAm$)的复发性卵巢癌、输卵管癌或原发性腹膜癌患者的治疗,临床评估肿瘤复发,无用药禁忌证即可开始使用	持续使用至疾病进展或不可耐受

注: * 本表内容部分源自《卵巢癌 PARP 抑制剂临床应用指南》(2020)。

5. 免疫检查点抑制剂（PD‑1/PDL‑1）治疗

主要指铂耐药复发卵巢癌、晚期卵巢癌。复发卵巢癌对于基因检查结果中 MSI‑H 或 dMMR 或 TMB≥10 个突变/百万碱基且无满意替代治疗方案，可以考虑使用 Pembrolizumab（2A，某些环境下推荐）。在不良反应方面有别于化疗，更多地表现为免疫性的器官功能损伤。常见的治疗相关不良反应还包括乏力、恶心/呕吐、腹泻/便秘、寒战、输液反应、皮疹以及甲状腺功能减退等。

6. 放疗

卵巢上皮癌对放射治疗中度敏感，但由于卵巢恶性肿瘤的生物学特点，易出现盆腹腔广泛转移，且有有效的化疗和靶向治疗药物可以选择，而盆腹腔放疗多有近期和远期并发症，所以放疗基本不再用于卵巢恶性肿瘤术后的辅助治疗。即使是对放疗敏感的无性细胞瘤，术后亦以化疗为主要辅助治疗手段。目前尚缺乏放疗在复发性卵巢恶性肿瘤治疗方面的随机对照研究，大多数为单中心小样本回顾性研究。因此，放疗仅用于部分复发卵巢恶性肿瘤为减轻症状的姑息性局部治疗。对于肿瘤局限，例如仅有腹膜后或纵隔淋巴结转移，但手术难以切除且化疗效果不佳，可考虑调强放射治疗或立体定向放射治疗技术（SBRT）（2B，其他推荐）。对部分脑转移患者，全脑放疗（WBRT）或立体定向放疗可作为治疗之手段（2B，其他推荐）。

（三） 恶性性索间质肿瘤治疗

推荐意见 30：恶性性索间质肿瘤基本处理原则参照上皮性卵巢恶性肿瘤，青年患者多见，低危患者给予保育手术，晚期术后化疗选择紫杉醇/卡铂(2A，首选推荐)或 EP/BEP(2B，其他推荐)等。

病变局限于卵巢且有生育要求者，可选择保留生育能力的全面分期手术，其余患者则选择全面分期手术。对于没有可疑淋巴结转移患者，淋巴结清扫并非必需环节。术后Ⅰ期低风险观察；Ⅰ期高风险(如肿瘤破裂、ⅠC 期或差分化)或中风险(有异源成分)可选择观察(2B)或考虑以铂类药为基础的化疗(2B)；Ⅱ—Ⅳ期患者可选择以铂类为基础化疗(2B)或对局限性病灶放疗 RT(2B)。此外，也可选择 EP(依托泊苷和顺铂)方案和 BEP(博来霉素、依托泊苷和顺铂)方案。如有临床复发，可选择参加临床试验、考虑二次减灭术或按照复发方案进行治疗，也可考虑性局部姑息性放疗。

1. 初始化疗方案

首选方案：紫杉醇/卡铂。

其他推荐方案：依托泊苷/顺铂(EP)。某些情况有效：BEP(2B 类证据)。

2. 复发化疗方案

（1）首选方案：紫杉醇/卡铂。

（2）其他推荐方案：EP、紫杉醇/异环磷酰胺、多烯紫杉醇、紫杉醇、VAC、支持疗法。靶向治疗：贝伐单抗。

（3）某些情况有效：芳香化酶抑制剂（如阿那曲唑、依西美坦、来曲唑）、醋酸亮丙瑞林（颗粒细胞瘤）、他莫昔芬、BEP（2B 类证据）。

（四）恶性生殖细胞瘤治疗

- 推荐意见 31：恶性生殖细胞瘤青年女性多见，有生育意愿的患者无论分期均可考虑保育手术（2A，首选推荐）。
- 推荐意见 32：对于恶性生殖细胞瘤，初始化疗方案首选 BEP 方案（2A，首选推荐），低危部分患者 EP 方案替代（2A，部分环境推荐）。

初次手术，有生育要求，行保留生育手术和全面分期手术；无生育要求，行全面分期手术。

不完全分期手术，行胸部/腹部增强 CT（如果前次未做）。无性细胞瘤和Ⅰ期未成熟畸胎瘤，影像学阳性或肿瘤标志物阳性者，有生育要求则行保留生育手术和全面分期手术，无生育要求行全面分期手术；对临床早期的年轻、青少年、儿童生殖细胞瘤患者可以考虑免除广泛复杂的分期手术。影像学阴性但肿瘤指标阳性者可考虑观察(2B)并密切随访肿瘤标志物直至正常;影像学阴性且肿瘤标志物阴性,考虑观察(2B)。胚胎癌或内胚窦瘤、2~3级未成熟畸胎瘤、非妊娠性绒癌、混合细胞癌,影像学阳性且肿瘤标志物阳性,有生育要求行保留生育手术和全面分期手术,无生育要求行全面分期手术并尽量减瘤或化疗;影像学阴性、肿瘤标志物阴性或阳性者,先化疗,根据化疗反应决定治疗方式。

Ⅱ期的无性细胞瘤、Ⅰ期 G_1 未成熟畸胎瘤术后可随访。任何期别的胚胎癌、内胚窦瘤(卵黄囊瘤)和非妊娠性绒癌,Ⅱ~Ⅳ期的无性细胞瘤,Ⅰ期 G_2~G_3 或 Ⅱ~Ⅳ期的未成熟畸胎瘤,术后均需化疗。化疗后完全缓解,定期随访观察,如肿瘤指标异常或有明确的复发灶,可考虑追击化疗疗程或大剂量化疗加造血干细胞移植。如影像学提示有残留病灶、肿瘤标志物阴性,可考虑手术切除或观察:切除组织为坏死组织可观察;为良性畸胎瘤可随访;为恶性组织可追加以铂为基础的化疗两个疗程。肿瘤标志物持续阳性且有明确的残留病灶者,考虑 TIP(紫杉醇、异环磷酰胺和顺铂)方案或大剂量化疗加造血干细胞移植,强烈建议患者转诊至三级医疗中心接受有可能治愈的治疗。

对于恶性生殖细胞瘤,初始化疗方案首选 BEP 方案:博来霉素 30 U/周,静推;依托泊苷 100 mg/m², D1~D5,静脉滴注;顺铂 20 mg/m², D1~D5,静脉滴注。1 次/21 d,低危患者(2B)3 个疗程,高危 4 个疗程。某些情况有效方案:依托泊苷/卡铂(如部分 ⅠB~Ⅲ期无性细胞瘤,为减轻毒性)。卡铂 400 mg/m², D1,静脉滴注;依托泊苷 120 mg/m², D1~D3,静脉滴注。1 次/28 d,共 3 个疗程。

复发恶性生殖细胞瘤治疗方案：

（1）有潜在治愈的首选方案：大剂量化疗方案，该方案在各个机构不尽相同，如联合骨髓干细胞移植（HCT）对部分患者有治愈可能，可选择 TIP（紫杉醇/异环磷酰胺/顺铂）。

（2）其他推荐方案：顺铂/依托泊苷、多烯紫杉醇、多烯紫杉醇/卡铂、依托泊苷/异环磷酰胺/顺铂（VIP）、紫杉醇、紫杉醇/卡铂、紫杉醇/吉西他滨、紫杉醇/异环磷酰胺、VeIP（长春新碱/异环磷酰胺/顺铂）、VAC（长春新碱、达克霉素、环磷酰胺）、TIP、支持治疗。

■ **推荐意见 33:** 定期随访是卵巢恶性肿瘤患者全程管理的重要部分,不仅包括肿瘤相关随访,对维持治疗、相关并发症管理进行随访亦重要(2A,首选推荐)。

五、预后与随访

■ **推荐意见 34:** 部分卵巢生殖细胞瘤复发时间长(如颗粒细胞瘤可达 30 年)需要延长随访时间(2A,首选推荐)。

（一）预后

尽管在过去数十年中,满意的肿瘤细胞减灭术以及药物的进展提高了卵巢恶性肿瘤患者的中位生存时间,但治愈率仍然相对不变:只有 47% 的女性在确诊为卵巢恶性肿瘤后能存活 5 年(47%),而确诊时已为晚期的卵巢恶性肿瘤患者 5 年存活率仅为 29%[1]。

与预后相关的危险因素包括:分期、减灭术后残存肿瘤病灶大小、组织病理类型以及种族差异。无论期别如何,上皮性卵巢恶性肿瘤中预后相对较好的是子宫内膜样癌和低级别浆液性癌,而预后相对较差的是癌肉瘤、透明细胞癌和黏液腺癌。晚期透明细胞癌、癌肉瘤和黏液腺癌的五年生存率分别为 22.3%、15.9% 和 13.9%[2]。

（二）随访

- 推荐意见 33:定期随访是卵巢恶性肿瘤患者全程管理的重要部分,不仅包括肿瘤相关随访,对维持治疗、相关并发症管理进行随访亦重要(2A,首选推荐)。

> • 推荐意见 34：部分卵巢生殖细胞瘤复发时间长（如颗粒细胞瘤可达 30 年）需要延长随访时间（2A，首选推荐）。

1. 各种卵巢恶性肿瘤的治疗随访情况

详见表 5 - 1 至表 5 - 3。

表 5 - 1　上皮性卵巢恶性肿瘤、输卵管癌和原发性腹膜癌的随访（2A）

组织类型	随访频率	随访内容
Ⅰ～Ⅳ期上皮性卵巢恶性肿瘤、输卵管癌、原发性腹膜癌（完成初始治疗后）	前 2 年每 2～4 个月随访 1 次，第 3～5 年每 3～6 个月随访 1 次，5 年后每年随访 1 次	包括盆腔检查在内的体格检查，胸部/腹部/盆腔 CT、MRI、PET/CT 或者 PET（视临床指征而定），全血细胞计数、生化指标，CA125 或其他肿瘤标志物（初始时升高者），遗传风险评估
交界性上皮性卵巢肿瘤	每 3～6 个月随访 1 次，5 年后每年随访 1 次	包括盆腔检查在内的体格检查，CA125 或其他肿瘤标志物（初始时升高者），全血细胞计数、生化指标，胸部/腹部/盆腔 CT、MRI、PET/CT 或者 PET（视临床指征而定），超声检查（行保留生育能力手术者）

表 5 - 2　恶性卵巢生殖细胞瘤的随访（2A）

	第 1 年	第 2 年	第 3 年	第 4～5 年	5 年以后
无性细胞瘤（体格检查，血清学肿瘤标志物，影像学检查）	每 2～3 个月随访 1 次，腹部/盆腔 CT（每 3～4 个月 1 次）	每 3～4 个月随访 1 次，腹部/盆腔 CT（每 6 个月 1 次）	每 6 个月随访 1 次，腹部/盆腔 CT（每年 1 次）	每 6 个月随访 1 次，腹部/盆腔 CT（每年 1 次）	每年 1 次，按临床症状进行相关检查

（续表）

	第1年	第2年	第3年	第4~5年	5年以后
非无性细胞瘤（体格检查，血清学肿瘤标志物，影像学检查）	每2个月随访1次，胸部/腹部/盆腔CT（每3~4个月1次）	每2个月随访1次，胸部/腹部/盆腔CT（每4~6个月1次）	每4~6个月随访1次，腹部/盆腔CT（每6~12个月1次）	每6个月随访1次，腹部/盆腔CT（每6~12个月1次）	每年1次，按临床症状进行相关检查

注：*本表译自 NCCN Guidelines ovarian cancer V1. 2022，第 29 页。

表 5-3　恶性卵巢性索间质肿瘤的随访（2A）*

	前2年	2年以后
体格检查	根据临床指征、分期决定随访频率，例如：早期低风险患者每6~12个月检查1次，高风险患者每4~6个月检查1次	根据临床指征、分期决定频率，例如：早期低风险患者每6~12个月检查1次，高风险患者每4~6个月检查1次
血清学肿瘤标志物	当有临床指征时进行检测；如果进行检查，根据分期决定频率（例如：早期低风险患者每6~12个月检查1次，高风险患者每4~6个月检查1次）	当有临床指征时进行检测；如果进行检查，根据分期决定频率（例如：早期低风险患者每6~12个月检查1次，高风险患者每4~6个月检查1次）
影像学检查	有症状、生物标记物升高或体格检查有可疑发现者，进行对应的影像学检查	有症状、生物标记物升高或体格检查有可疑发现者，进行对应的影像学检查

注：*本表译自 NCCN Guidelines ovarian cancer V1. 2022，第 27 页。

2. 随访内容

（1）妇科检查：有助于早期发现阴道残端及盆腔内的复发灶。

（2）定期监测患者血清肿瘤标志物：在初诊时发现有升高的标志物都应进行复查，上皮性恶性肿瘤最常用的是 CA125，此外还有 CA199、AFP、CEA、抑制素、LDH、β-HCG 等。卵黄囊瘤注意复查 AFP，无性细胞瘤复查 LDH。

（3）影像学检查：在卵巢恶性肿瘤的随访监测中不可缺少，常用的检查方法有胸部 X 线片、超声、CT、MRI、骨扫描、PET/CT 等。

卵巢恶性肿瘤复发于盆腹腔最常见，腹盆腔超声检查可作为首选影像学检查。对于 CA125 明显升高、有症状但超声未能找到复发灶者，可进一步做 CT、MRI 或 PET/CT 检查。对于怀疑肺转移患者推荐首选胸部 CT 检查。如既往有 CA125 等肿瘤标志物升高，须继续随访复查；如果初始治疗时未行肿瘤分子检测，建议行遗传风险评估。

（4）卵巢交界性肿瘤术后随访过程中，如出现临床复发，能耐受手术者可行外科学评估及减灭术，病理如仍提示交界性则随访观察，如发现为交界性肿瘤浸润性生长或低级别浸润癌，则按低级别浆液性上皮癌处理；如为高级别浸润性癌，则按上皮性卵巢恶性肿瘤处理。

（三）PARP 抑制剂等维持治疗随访

靶向药物治疗疗程长，副作用较小，但仍应定期评估疗效与安全性，其常见的不良反应包括贫血、恶心、呕吐和疲劳等，3～4 级贫血发生率约为 30%，临床应用中应加以重视。随访包括临床症状体征、血常规、生化指标(如 CA125)、影像学评估等。需加强患者教育、定期随访,加强如癌症相关疲劳、血液学毒性、黏膜炎/口腔炎、呼吸困难、蛋白尿、高血压、血栓栓塞性疾病以及恶心呕吐等的管理。推荐 PARP 抑制剂在最初应用的 12 个月中,需要每月检测全血,尼拉帕利在第 1 个月需要每周监测血小板计数。如出现 3～4 级不良反应要适当减量、暂时停药或永久性停止治疗。贝伐单抗的主要不良反应为出血、高血压、肠穿孔等,应密切关注并主动治疗不良事件,尤其是老年患者。

参考文献

［1］ Freddie，Bray，Jacques，et al. Global cancer statistics 2018：GLOBOCAN estimates of incidence and mortality worldwide for 36 cancers in 185 countries ［J］. CA Cancer J Clin，2018. 68(6)：394-424.

［2］ Siegel RL，Miller KD，Jemal A. Cancer statistics，2020 ［J］. CA Cancer J Clin，2020. 70(1)：7-30.

［3］ Chen W，Zheng R，Baade PD，et al. Cancer statistics in China，2015 ［J］. CA Cancer J Clin，2016. 66(2)：115-132.

［4］ Reid BM，Permuth JB，Sellers TA. Epidemiology of ovarian cancer：a review ［J］. Cancer Biol Med，2017. 14(1)：9-32.

［5］ Bonadona V，Bonaïti B，Olschwang S，et al. Cancer risks associated with germline mutations in MLH1，MSH2，and MSH6 genes in Lynch syndrome ［J］. JAMA，2011. 305(22)：2304-2310.

［6］ Lilyquist J，Laduca H，Polley E，et al. Frequency of mutations in a large series of clinically ascertained ovarian cancer cases tested on multi-gene panels compared to reference controls ［J］. Gynecol

Oncol, 2017.147(2): 375 - 380.

[7] Suszynska M, Klonowska K, Jasinska AJ, et al. Large-scale meta-analysis of mutations identified in panels of breast/ovarian cancer-related genes-Providing evidence of cancer predisposition genes [J]. Gynecol Oncol, 2019.153(2): 452 - 462.

[8] Watson P, Vasen H, Mecklin JP, et al. The risk of extra-colonic, extra-endometrial cancer in the Lynch syndrome [J]. Int J Cancer, 2008.123(2): 444 - 449.

[9] NCCN. Ovarian Cancer Including Fallopian Tube Cancer and Primary Peritoneal Cancer [EB/OL]. Version 1,2021.

[10] Norquist BM, Harrell MI, Brady MF, et al. Inherited Mutations in Women With Ovarian Carcinoma [J]. JAMA Oncol, 2016. 2 (4): 482 - 490.

[11] Li A, Rong X, Zhi Q, et al. BRCA germline mutations in an unselected nationwide cohort of Chinese patients with ovarian cancer and healthy controls [J]. Gynecol Oncol, 2018. 151(1): 145 - 152.

[12] Wu X, Wu L, Kong B, et al. The First Nationwide Multicenter Prevalence Study of Germline BRCA1 and BRCA2 Mutations in Chinese Ovarian Cancer Patients [J]. Int J Gynecol Cancer, 2017.27(8): 1650 - 1657.

[13] Konstantinopoulos PA, Lacchetti C, Annunziata CM. Germline and Somatic Tumor Testing in Epithelial Ovarian Cancer: ASCO Guideline Summary [J]. JCO Oncol Pract, 2020. 16(8): e835 - e838.

［14］Crosbie EJ，Ryan N，Arends MJ，et al. The Manchester International Consensus Group recommendations for the management of gynecological cancers in Lynch syndrome［J］. Genet Med，2019.21(10)：2390 - 2400.

［15］Committee on Gynecologic Practice，Society of Gynecologic Oncology. Committee Opinion No. 716：The Role of the Obstetrician-Gynecologist in the Early Detection of Epithelial Ovarian Cancer in Women at Average Risk［J］. Obstet Gynecol，2017.130(3)：e146 - e149.

［16］Pejovic T，Nezhat F. Effect of Screening on Ovarian Cancer Mortality：The Prostate，Lung，Colorectal and Ovarian（PLCO）Cancer Screening Randomized Controlled Trial［J］. JAMA，2011，18(6)：823 - 825.

［17］Pinsky PF，Yu K，Kramer BS，et al. Extended mortality results for ovarian cancer screening in the PLCO trial with median 15years follow-up［J］. Gynecol Oncol，2016.143(2)：270 - 275.

［18］中国抗癌协会妇科肿瘤专业委员会.卵巢恶性肿瘤诊断与治疗指南(第四版)[J].中国实用妇科与产科杂志,2018.34(7)：739 - 749.

［19］Committee on Practice Bulletins-Gynecology，Committee on Genetics，Society of Gynecologic Oncology. Practice Bulletin No 182：Hereditary Breast and Ovarian Cancer Syndrome［J］. Obstetrics & Gynecology，2017.130(3)：e110 - e126.

［20］《基于下一代测序技术的 BRCA1/2 基因检测指南》编写组.基于下一代测序技术的 BRCA1/2 基因检测指南(2019 版)[J].中华病理学杂志,2019.48(9)：670 - 677.

[21] 吴潇,赵卫东,王慧妍,等.预防性输卵管-卵巢切除术对 *BRCA1* 和 *BRCA2* 突变携带者预防卵巢癌作用的系统评价[J].中国实用妇科与产科杂志,2017.33(8)：832－836.DOI：10.19538/j.fk2017080116.

[22] Harter P，Sehouli J，Reuss A，et al. Prospective validation study of a predictive score for operability of recurrent ovarian cancer：the Multicenter Intergroup Study DESKTOP Ⅱ. A project of the AGO Kommission OVAR，AGO Study Group，NOGGO，AGO-Austria，and MITO [J]. Int J Gynecol Cancer，2011.21(2)：289－295.

[23] Tian WJ，Chi DS，Sehouli J，et al. A risk model for secondary cytoreductive surgery in recurrent ovarian cancer：an evidence-based proposal for patient selection [J]. Ann Surg Oncol，2012.19(2)：597－604.

[24] Kuchenbaecker KB，Hopper JL，Barnes DR，et al. Risks of Breast，Ovarian，and Contralateral Breast Cancer for BRCA1 and BRCA2 Mutation Carriers [J]. Jama，2017.317(23)：2402－2416.

[25] Michaelson-Cohen R，Gabizon-Peretz S，Armon S，et al. Breast cancer risk and hormone replacement therapy among BRCA carriers after risk-reducing salpingo-oophorectomy [J]. Eur J Cancer，2021.148(1)：95－102.

[26] ACOG Committee. ACOG Committee Opinion No. 774 Summary：Opportunistic Salpingectomy as a Strategy for Epithelial Ovarian Cancer Prevention [EB/OL]. 2019.133(4)：842－843.

[27] Holschneider CH，Berek JS. Ovarian cancer：epidemiology，biol-

ogy，and prognostic factors [J]. Semin Surg Oncol，2000.19(1)：
3 - 10.

[28] Jelovac D，Armstrong DK. Recent progress in the diagnosis and
treatment of ovarian cancer [J]. CA Cancer J Clin，2011.61(3)：
183 - 203.

[29] Nicolas，Wentzensen，Elizabeth，et al. Ovarian Cancer Risk
Factors by Histologic Subtype：An Analysis From the Ovarian
Cancer Cohort Consortium [J]. J Clin Oncol，2016.34(24)：2888 -
2898.

[30] Feng L，Chen H，Shen M. Breastfeeding and the risk of ovarian
cancer：a meta-analysis [J]. J Midwifery Women's Health，
2014.59(4)：428 - 437.

[31] Shen CC，Hu LY，Yang AC，et al. Risk of uterine，ovarian and
breast cancer following pelvic inflammatory disease：a nationwide
population-based retrospective cohort study [J]. BMC Cancer，
2016.16(1)：839.

[32] Friebel TM，Domchek SM，Rebbeck TR. Modifiers of cancer risk
in BRCA1 and BRCA2 mutation carriers：systematic review and
meta-analysis [J]. J Natl Cancer Inst，2014.106(6)：dju091.

[33] Moorman PG，Havrilesky LJ，Gierisch JM，et al. Oral
contraceptives and risk of ovarian cancer and breast cancer among
high-risk women：a systematic review and meta-analysis [J]. J
Clin Oncol，2013.31(33)：4188 - 4198.

[34] Expert Panel on Women's Imaging，Atri M，Alabousi A，et
al. ACR Appropriateness Criteria ® Clinically Suspected Adnexal

Mass, No Acute Symptoms [J]. J Am Coll Radiol, 2019. 16(5s): S77 - S93.

[35] Easa B, Agrc D, Keme F, et al. Adnexal lesions: Imaging strategies for ultrasound and MR imaging [J]. Diagn Interv Imaging, 2019. 100(10): 635 - 646.

[36] Kang SK, Reinhold C, Atri M, et al. ACR Appropriateness Criteria Staging and Follow-Up of Ovarian Cancer [J]. Journal of the American College of Radiology, 2018. 15(5): S198 - S207.

[37] Khiewvan B, Torigian DA, Emamzadehfard S, et al. An update on the role of PET/CT and PET/MRI in ovarian cancer [J]. Eur J Nucl Med Mol Imaging, 2017. 44(6): 1079 - 1091.

[38] Partovi S, Kohan A, Rubbert C, et al. Clinical oncologic applications of PET/MRI: a new horizon [J]. Am J Nucl Med Mol Imaging, 2014. 4(2): 202 - 212.

[39] Chudecka-Glaz, Monika A. ROMA, an algorithm for ovarian cancer [J]. Clin Chim Acta, 2015. 440(2): 143 - 151.

[40] Biggs WS, Marks ST. Diagnosis and Management of Adnexal Masses [J]. Am Fam Physician, 2016. 93(8): 676 - 681.

[41] Scully RE, Henson DE, Nielsen ML, et al. Practice protocol for the examination of specimens removed from patients with ovarian tumors: a basis for checklists. Cancer Committee, College of American Pathologists [J]. Gynecol Oncol, 1996. 63(2): 276 - 289.

[42] 同[18].

[43] Kurman RJ, Carcangiu ML, Herrington CS, et al. WHO(2014)卵

巢肿瘤组织学分类[J].诊断病理学杂志,2014.21(8):1201 - 1202..

[44] 宋艳,刘爱军.第五版WHO女性生殖器官肿瘤分类解读[J].诊断病理学杂志,2021.28(1):4..

[45] Hollis RL, Thomson JP, Stanley B, et al. Molecular stratification of endometrioid ovarian carcinoma predicts clinical outcome [J]. Nat Commun, 2020.11(1):4995.

[46] Colombol N, Sessa C, du Bois A, et al. ESMO-ESGO consensus conference recommendations on ovarian cancer: pathology and molecular biology, early and advanced stages, borderline tumours and recurrent disease [J]. Int J Gynecol Cancer, 2019.30(5):672 - 705.

[47] Harter P, Gershenson D, Lhomme C, et al. Gynecologic Cancer InterGroup (GCIG) consensus review for ovarian tumors of low malignant potential (borderline ovarian tumors) [J]. Int J Gynecol Cancer, 2014.24(9):S5 - S8.

[48] WHO Classification of Tumours Editorial Board. WHO Classification of Tumours: Female genital tumours [M]. Lyon (France): International Agency for Research on Cancer, 2020.

[49] Ulrich U, Paulus W, Schneider A, et al. Laparoscopic surgery for complex ovarian masses [J]. The Journal of the American Association of Gynecologic Laparoscopists, 2000.7(3):373 - 380.

[50] Behbehani S, Suarez-Salvador E, Buras M, et al. Mortality rates in laparoscopic and robotic gynecologic oncology surgery: a

systemic review and meta-analysis [J]. Journal of minimally invasive gynecology, 2019.26(7): 1253 – 1267.e4.

[51] Rutten MJ, Meurs HV, Van D, et al. Laparoscopy to predict the result of primary cytoreductive surgery in patients with advanced ovarian cancer: a randomized controlled trial [J]. Journal of Clinical Oncology, 2017.35(6): 613 – 621.

[52] Maggioni A, Panici PB, Dell'Anna T, et al. Randomised study of systematic lymphadenectomy in patients with epithelial ovarian cancer macroscopically confined to the pelvis [J]. Br J Cancer, 2006.95(6): 699 – 704.

[53] Kleppe M, Wang T, Gorp TV, et al. Lymph node metastasis in stages I and II ovarian cancer: a review [J]. Gynecol Oncol, 2011.123(3): 610 – 614.

[54] Liu D, Cai J, Gao A, et al. Fertility sparing surgery vs radical surgery for epithelial ovarian cancer: a meta-analysis of overall survival and disease-free survival [J]. BMC cancer, 2020.20(1): 1 – 11.

[55] Jiang X, Yang J, Yu M, et al. Oncofertility in patients with stage I epithelial ovarian cancer: fertility-sparing surgery in young women of reproductive age [J]. World journal of surgical oncology, 2017.15(1): 1 – 11.

[56] Sun H, Xi C, Tao Z, et al. Age-dependent difference in impact of fertility preserving surgery on disease-specific survival in women with stage I borderline ovarian tumors [J]. Journal of ovarian research, 2018.11(1): 1 – 10.

[57] Wang D, Zhu S, Jia C, et al. Role of staging surgery and adjuvant chemotherapy in adult patients with apparent stage I pure immature ovarian teratoma after fertility-sparing surgery [J]. International Journal of Gynecologic Cancer, 2020. 30(5): ijgc-2019-001116.

[58] Vergote I, Tropé CG, Amant F, et al. Neoadjuvant chemotherapy or primary surgery in stage IIIC or IV ovarian cancer [J]. N Engl J Med, 2010. 363(10): 943 - 953.

[59] Kehoe S, Hook J, Nankivell M, et al. Primary chemotherapy versus primary surgery for newly diagnosed advanced ovarian cancer (CHORUS): an open-label, randomised, controlled, non-inferiority trial [J]. Lancet, 2015. 386(9990): 249 - 257.

[60] Onda T, Satoh T, Saito T, et al. Comparison of treatment invasiveness between upfront debulking surgery versus interval debulking surgery following neoadjuvant chemotherapy for stage III/IV ovarian, tubal, and peritoneal cancers in a phase III randomised trial: Japan Clinical Oncology Group Study JCOG0602 [J]. Eur J Cancer, 2016. 64: 22 - 31.

[61] Berek JS, Crum C, Friedlander M. Cancer of the ovary, fallopian tube, and peritoneum [J]. Int J Gynaecol Obstet, 2015. 131(Suppl 2): S111 - S122.

[62] Ledermann JA, Raja FA, Fotopoulou C, et al. Newly diagnosed and relapsed epithelial ovarian carcinoma: ESMO Clinical Practice Guidelines for diagnosis, treatment and follow-up [J]. Ann Oncol, 2013. 24(Suppl 6): vi24 - vi32.

［63］ Suidan RS，Ramirez PT，Sarasohn DM，et al. A multicenter assessment of the ability of preoperative computed tomography scan and CA125 to predict gross residual disease at primary debulking for advanced epithelial ovarian cancer ［J］. Gynecol Oncol，2017.145(1)：27 - 31.

［64］ Zheng F，Wen H，Jiang Z，et al. A triage strategy in advanced ovarian cancer management based on multiple predictive models for R0 resection：a prospective cohort study ［J］. J Gynecol Oncol，2018.29(5)：e65.

［65］ Driel V，Willemien J，Koole，et al. Hyperthermic Intraperitoneal Chemotherapy in Ovarian Cancer Reply ［J］. N Engl J Med，2018.378(3)：230 - 240.

［66］ Armstrong DK，Bundy B，Wenzel L，et al. Intraperitoneal cisplatin and paclitaxel in ovarian cancer ［J］. N Engl J Med，2006.354(1)：34 - 43.

［67］ Walker JL，Brady MF，Wenzel L，et al. Randomized Trial of Intravenous Versus Intraperitoneal Chemotherapy Plus Bevacizumab in Advanced Ovarian Carcinoma：An NRG Oncology/Gynecologic Oncology Group Study ［J］. J Clin Oncol，2019. 37(16)：1380 - 1390.

［68］ Shi Tingyan，Jiang Rong，Yu Jinjin，et al. Addition of intraperitoneal cisplatin and etoposide to first-line chemotherapy for advanced ovarian cancer：a randomised，phase 2 trial ［J］. Br J Cancer，2018.119(1)：12 - 18.

［69］ Ray-Coquard I，Pautier P，Pignata S，et al. Olaparib plus

Bevacizumab as First-Line Maintenance in Ovarian Cancer [J]. N Engl J Med, 2019.381(25): 2416 - 2428.

[70] Moore K, Colombo N, Scambia G, et al. Maintenance Olaparib in Patients with Newly Diagnosed Advanced Ovarian Cancer [J]. N Engl J Med, 2018.379(26): 2495 - 2505.

[71] Gonzalez-Martin A, Pothuri B, Vergote I, et al. Niraparib in Patients with Newly Diagnosed Advanced Ovarian Cancer [J]. N Engl J Med, 2019.381(25): 2391 - 2402.

[72] The ICON and AGO Collaborators. Paclitaxel plus platinum-based chemotherapy versus conventional platinum-based chemotherapy in women with relapsed ovarian cancer: the ICON4/AGO - OVAR - 2. 2 trial [J]. Lancet, 2003.361(9375): 2099 - 2106.

[73] Rose PG. Gemcitabine reverses platinum resistance in platinum-resistant ovarian and peritoneal carcinoma [J]. Int J Gynecol Cancer, 2005.15 (Suppl 1): 18 - 22.

[74] Laurie E, Hal H. Palliative systemic therapy for women with recurrent epithelial ovarian cancer: current options [J]. Onco Targets Ther, 2013.2013(6): 107 - 118.

[75] Coleman RL, Spirtos NM, En Serro D, et al. Secondary surgical cytoreduction for recurrent ovarian cancer [J]. New England Journal of Medicine, 2019.381(20): 1929 - 1939.

[76] Claussen C, Rody A, Hanker L. Treatment of Recurrent Epithelial Ovarian Cancer [J]. Geburtshilfe und Frauenheilkunde, 2020.80(12): 1195 - 1204.

[77] Shi T, Zhu J, Feng Y, et al. Secondary cytoreduction followed by

chemotherapy versus chemotherapy alone in platinum-sensitive relapsed ovarian cancer (SOC - 1): a multicentre, open-label, randomised, phase 3 trial [J]. The Lancet Oncology, 2021.22(4): 439 - 449.

[78] Pfisterer J, Plante M, Vergote I, et al. Gemcitabine plus carboplatin compared with carboplatin in patients with platinum-sensitive recurrent ovarian cancer: an intergroup trial of the AGO-OVAR, the NCIC CTG, and the EORTC GCG [J]. J Clin Oncol, 2006.24(29): 4699 - 4707.

[79] Aghajanian C, Blank SV, Goff BA, et al. OCEANS: a randomized, double-blind, placebo-controlled phase III trial of chemotherapy with or without bevacizumab in patients with platinum-sensitive recurrent epithelial ovarian, primary peritoneal, or fallopian tube cancer [J]. J Clin Oncol, 2012.30(17): 2039 - 2045.

[80] Pujade-Lauraine E, Wagner U, Aavall-Lundqvistet E, et al. Pegylated liposomal Doxorubicin and Carboplatin compared with Paclitaxel and Carboplatin for patients with platinum-sensitive ovarian cancer in late relapse [J]. J Clin Oncol, 2010. 28(20): 3323 - 3329.

[81] Coleman RL, Brady MF, Herzog TJ, et al. Bevacizumab and paclitaxel-carboplatin chemotherapy and secondary cytoreduction in recurrent, platinum-sensitive ovarian cancer (NRG Oncology/Gynecologic Oncology Group study GOG - 0213): a multicentre, open-label, randomised, phase 3 trial [J]. Lancet Oncol, 2017.18 (6): 779 - 791.

[82] Burger RA，Sill MW，Monk BJ，et al. Phase II trial of bevacizumab in persistent or recurrent epithelial ovarian cancer or primary peritoneal cancer: a Gynecologic Oncology Group Study [J]. J Clin Oncol，2007.25(33): 5165 - 5171.

[83] Cannistra SA，Matulonis UA，Penson RT，et al. Phase II study of bevacizumab in patients with platinum-resistant ovarian cancer or peritoneal serous cancer [J]. J Clin Oncol，2007.25(33): 5180 - 5186.

[84] Kaufman B，Shapira-Frommer R，Schmutzler RK，et al. Olaparib monotherapy in patients with advanced cancer and a germline BRCA1/2 mutation [J]. J Clin Oncol，2015.33(3): 244 - 250.

[85] Moore KN，Secord AA，Geller MA，et al. Niraparib monotherapy for late-line treatment of ovarian cancer (QUADRA): a multicentre，open-label，single-arm，phase 2 trial [J]. Lancet Oncol，2019.20(5): 636 - 648.

[86] Strauss HG，Henze A，Teichmann A，et al. Phase II trial of docetaxel and carboplatin in recurrent platinum-sensitive ovarian，peritoneal and tubal cancer [J]. Gynecol Oncol，2007. 104 (3): 612 - 616.

[87] Kushner DM，Connor JP，Sanchez F，et al. Weekly docetaxel and carboplatin for recurrent ovarian and peritoneal cancer: a phase II trial [J]. Gynecol Oncol，2007.105(2): 358 - 364.

[88] Katsumata N，Yasuda M，Takahashi F，et al. Dose-dense paclitaxel once a week in combination with carboplatin every 3 weeks for advanced ovarian cancer: a phase 3，open-label，

randomised controlled trial [J]. Lancet, 2009.374(9698): 1331 –
1338.

[89] Mirza, MR, Lundqvist EV, Birrer MJ, et al. Niraparib plus
bevacizumab versus niraparib alone for platinum-sensitive
recurrent ovarian cancer (NSGO-AVANOVA2/ENGOT-ov24): a
randomised, phase 2, superiority trial [J]. Lancet Oncol, 2019.20
(10): 1409 – 1419.

[90] Friedlander M, Hancock KC, Rischin D, et al. A Phase II, open-
label study evaluating pazopanib in patients with recurrent ovarian
cancer [J]. Gynecol Oncol, 2010.119(1): 32 – 37.

[91] Le DT, Durham JN, Smith KN, et al. Mismatch repair deficiency
predicts response of solid tumors to PD – 1 blockade [J]. Science,
2017.357(6349): 409 – 413.

[92] Barber EL, Zsiros E, Lurain JR, et al. The combination of intra-
venous bevacizumab and metronomic oral cyclophosphamide is an
effective regimen for platinum-resistant recurrent ovarian cancer
[J]. J Gynecol Oncol, 2013.24(3): 258 – 264.

[93] Rose PG, Blessing JA, Ball H, et al. A phase II study of docetaxel
in paclitaxel-resistant ovarian and peritoneal carcinoma: a
Gynecologic Oncology Group study [J]. Gynecol Oncol, 2003.88
(2): 130 – 135.

[94] Rose PG, Blessing JA, Mayer AR, et al. Prolonged oral etoposide
as second-line therapy for platinum-resistant and platinum-
sensitive ovarian carcinoma: a Gynecologic Oncology Group study
[J]. J Clin Oncol, 1998.16(2): 405 – 410.

［95］ Ferrandina G, Ludovisi M, Lorusso D, et al. Phase Ⅲ trial of gemcitabine compared with pegylated liposomal doxorubicin in progressive or recurrent ovarian cancer ［J］. J Clin Oncol, 2008.26(6): 890 - 896.

［96］ Mutch DG, Orlando M, Goss T, et al. Randomized Phase Ⅲ Trial of Gemcitabine Compared With Pegylated Liposomal Doxorubicin in Patients With Platinum-Resistant Ovarian Cancer ［J］. Journal of Clinical Oncology, 2016,25(19): 2811 - 2818.

［97］ Pujade-Lauraine E, Hilpert F, Weber B, et al. Bevacizumab combined with chemotherapy for platinum-resistant recurrent ovarian cancer: The AURELIA open-label randomized phase III trial ［J］. J Clin Oncol, 2014.32(13): 1302 - 1308.

［98］ A M M, B J B, C S C R, et al. Phase II trial of weekly paclitaxel (80 mg/m^2) in platinum and paclitaxel-resistant ovarian and primary peritoneal cancers: a Gynecologic Oncology Group study ［J］. Gynecol Oncol, 2006.101(3): 436 - 440.

［99］ Gordon AN, Tonda M, Sun S, et al. Long-term survival advantage for women treated with pegylated liposomal doxorubicin compared with topotecan in a phase 3 randomized study of recurrent and refractory epithelial ovarian cancer ［J］. Gynecol Oncol, 2004.95(1): 1 - 8.

［100］ Sehouli J, D Stengel, Harter P, et al. Topotecan Weekly Versus Conventional 5-Day Schedule in Patients With Platinum-Resistant Ovarian Cancer: a randomized multicenter phase Ⅱ trial of the North-Eastern German Society of Gynecological Oncology

Ovarian Cancer Study Group [J]. J Clin Oncol, 2011.29(2): 242 - 248.

[101] Radoslav C, Felix H, Sven M, et al. Sorafenib plus topotecan versus placebo plus topotecan for platinum-resistant ovarian cancer (TRIAS): a multicentre, randomised, double-blind, placebo-controlled, phase 2 trial [J]. Lancet Oncol, 2018. 19 (9): 1247 - 1258.

[102] Lheureux S, Cristea MC, Bruce JP, et al. Adavosertib plus gemcitabine for platinum-resistant or platinum-refractory recurrent ovarian cancer: a double-blind, randomised, placebo-controlled, phase 2 trial [J]. Lancet, 2021. 397(10271): 281 - 292.

[103] Richardson DL, Sill MW, Coleman R L, et al. Paclitaxel With and Without Pazopanib for Persistent or Recurrent Ovarian Cancer: A Randomized Clinical Trial [J]. JAMA Oncol, 2018. 4 (2): 196 - 202.

[104] Miao M, Deng G, Luo S, et al. A phase II study of apatinib in patients with recurrent epithelial ovarian cancer [J]. Gynecol Oncol, 2018.148(2): 286 - 290.

[105] Lan CY, Yin W, Ying X, et al. Apatinib combined with oral etoposide in patients with platinum-resistant or platinum-refractory ovarian cancer (AEROC): a phase 2, single-arm, prospective study [J]. Lancet Oncol, 2018.19(9): 1239 - 1246.

[106] Pujade-Lauraine E, Ledermann Jonathan A, Frédéric, et al. Olaparib tablets as maintenance therapy in patients with

platinum-sensitive, relapsed ovarian cancer and a BRCA1/2 mutation (SOLO2/ENGOT - Ov21): a double-blind, randomised, placebo-controlled, phase 3 trial [J]. Lancet Oncol, 2017. 18 (9): 1274 - 1284.

[107] Mirza M R, Monk B J, Herrstedt J, et al. Niraparib Maintenance Therapy in Platinum-Sensitive, Recurrent Ovarian Cancer [J]. N Engl J Med, 2016. 375(22): 2154 - 2164.

[108] Li N, Bu H, Liu J, et al. An Open-label, Multicenter, Single-arm, Phase Ⅱ Study of Fluzoparib in Patients with Germline BRCA1/2 Mutation and Platinum-sensitive Recurrent Ovarian Cancer [J]. Clin Cancer Res, 2021. 27(9): 2452 - 2458.